北京市2021年度体检统计报告
2021 Statistical Report of Physical Examination in Beijing

北京市体检质量控制和改进中心
北京市体检中心
首都医科大学公共卫生学院　组编
北京市疾病预防控制中心
中国人民大学统计学院

科学出版社
北　京

内 容 简 介

本报告是在北京市 2021 年度健康体检和专项体检的基础上,汇总了 133 家承担专项体检工作和 192 家承担健康体检工作的医疗机构的数据,对体检过程中查出的前十位重大异常指标进行分析,并结合相关学科研究成果给出指导意见,是北京市健康促进、健康管理及体检质量控制工作的重要实践之一。

本报告可供健康管理、流行病学、慢病管理与防控领域的读者参考阅读。

图书在版编目(CIP)数据

北京市 2021 年度体检统计报告 / 北京市体检质量控制和改进中心等组编. —北京:科学出版社,2023.3
ISBN 978-7-03-075010-5

Ⅰ. ①北… Ⅱ. ①北… Ⅲ. ①体格检查–研究报告–北京–2021
Ⅳ. ①R194.3

中国国家版本馆 CIP 数据核字(2023)第 037867 号

责任编辑:马晓伟 / 责任校对:张小霞
责任印制:肖 兴 / 封面设计:吴朝洪

科 学 出 版 社 出版
北京东黄城根北街 16 号
邮政编码:100717
http://www.sciencep.com

北京画中画印刷有限公司 印刷
科学出版社发行 各地新华书店经销
*

2023 年 3 月第 一 版 开本:880×1230 1/16
2023 年 3 月第一次印刷 印张:5 3/4
字数:180 000
定价:45.00

编 委 会

主　　编　张静波

副 主 编　钱文红　王克英　杨建国　陈　刚

编　　委　（按姓氏笔画排序）

于国志（北京市肛肠医院）

于炳新（首都医科大学宣武医院）

卫小蝶（首都医科大学附属北京佑安医院）

王　瑜（中国人民大学）

王克英（北京市体检中心）

亓　攀（中国康复研究中心）

孔邻润（北京市体检中心）

任　雯（首都医科大学附属北京口腔医院）

刘　敏（首都医科大学附属北京口腔医院）

刘相佟（首都医科大学公共卫生学院）

刘雅茜（北京市体检中心）

芦燕玲（首都医科大学附属北京安贞医院）

李　强（北京市体检中心）

杨建国（北京市体检中心）

张　晶（首都医科大学附属北京佑安医院）

张彦飞（首都医科大学公共卫生学院）

张海平（首都医科大学公共卫生学院）

张静波（北京市体检中心）

张蔚鞯（北京市体检中心）

陈　硕（北京市体检中心）

陈东宁（首都医科大学附属北京同仁医院）

胡　荣（首都医科大学附属北京安贞医院）

钱文红（北京市体检中心）

郭秀花（首都医科大学公共卫生学院）

崔　晶（首都医科大学附属北京同仁医院）

韩　宝（北京市体检中心）

韩玉梅（北京市体检中心）

褚　熙（首都医科大学宣武医院）

前　言

　　进入 21 世纪，学术界对于医学目的的反思逐渐形成共识，那就是医学应该以人类健康为主要研究方向而不是单纯针对疾病。国内外大量研究表明，慢性疾病是可以预防和控制的。而控制慢性疾病的措施，如体检中重大异常指标的检出、健康教育、生活方式的改善等，是做好慢性疾病控制工作的基础。疾病预防的成功得益于政府相关部门的引导和支持、医疗卫生人员的广泛参与，以及社会广大群众的自觉行动，三者同样重要。

　　作为北京市体检质量控制和改进中心的主任委员单位，北京市体检中心在做好行业质控工作的基础上，一直关注首都居民的健康状况，组织相关专家编写了《北京市 2021 年度体检统计报告》，为健康北京服务。本报告汇总了 2021 年度北京市 133 家承担专项体检工作和 192 家承担健康体检工作的医疗机构的相关数据，通过统计汇总，以体检过程中所查出的前十位重大异常指标为重点，并收集异常指标的连续 5 年的数据，组织专家进行了科学分析，并结合相关领域学科研究成果提出了针对性的预防措施。本报告将会对促进北京市体检行业的健康发展，以及首都居民健康水平的提高起到积极作用。

　　本报告的顺利完成有赖于全市有关体检医疗机构的支持，以及全体编写人员的共同努力，在此表示衷心的感谢！

北京市体检质量控制和改进中心

北京市体检中心

2022 年 10 月

目　　录

第一章

概　述

一、健　康　体　检

（一）概念

2009 年，国家卫生部发布的《健康体检管理暂行规定》指出"健康体检是通过医学手段和方法对受检者进行身体检查，了解受检者健康状况、早期发现疾病线索和健康隐患的诊疗行为"。规定中对健康体检基本诊疗科目进行规范，规定至少包括内科、外科、妇产科、眼科、耳鼻咽喉科、口腔科、医学影像科和医学检验科。

2010 年，北京市卫生局制定《北京市健康体检管理办法》并发布《北京市卫生局关于对北京市医疗机构健康体检进行审核登记的通知》，规定须由"北京市卫生局委托北京市体检质量控制和改进中心组织相关专家，协助各级卫生行政部门对北京市申请开展健康体检的医疗机构进行现场审核，审核合格的医疗机构，到准予登记注册的卫生行政部门办理健康体检的登记手续"。开展健康体检的医疗机构须在场地、人员、科室等方面符合相关技术要求，并在卫生行政部门进行登记。卫生行政部门对于公立和社会办医疗机构按照同等的技术管理标准进行准入管理。根据此通知进行审核登记的医疗机构具有开展健康体检的资质，列入本报告健康体检部分的统计范围。

（二）总体情况

截至 2021 年底，北京市具有开展健康体检资质的医疗机构（以下简称"健康体检机构"）共 270 家。健康体检机构中，公立医疗机构 150 家（占 55.56%），其中三级医院 63 家，二级医院 50 家，一级医院 20 家，其他机构 17 家；社会办医疗机构 120 家（占 44.44%），其中三级医院 4 家，二级医院 14 家，一级医院 15 家，门诊部和诊所 87 家。按照行政区域划分，城六区（即北京市东城区、西城区、朝阳区、海淀区、丰台区和石景山区）共 193 家，其他区共 77 家。近年来，在国家鼓励社会办医和健康服务业发展的政策支持下，健康体检行业迅速发展。

为加强健康体检行业管理，北京市卫生健康委员会（以下简称"市卫生健康委"）成立了北京市体检质量控制和改进中心，建立了健康体检行业专家委员会，每年组织开展质控管理、规范修订、飞行检查、专业培训、数据统计分析等工作，逐步形成了一套较为成熟的专业质控管理体系。出台《北京市医疗机构健康体检质量管理与控制指标（2015 版）》，明确了质控要点，强化了质量监管，对存在问题的健康体检机构实施重点监督、限时整改，对整改后仍无法满足《北京市健康体检管理办法》基本要求的机构，取消其健康体检资质，形成了"准入—监管—退出"的闭环管理机制。每年发布健康体检行业报告，指导行业健康发展、为百姓健康体检提供指引。同时，充分发挥行业协会自律管理职能，支持北京医学会健康管理学分会和北京健康管理协会工作，充分发挥其熟悉业务、贴近行业的优势，开展健康体检与管理学术研究，积极倡导依法执业，加强行业自律监督。

为规范北京市健康体检行业发展，国家卫生健康委员会先后印发《健康体检管理暂行规定》《健康体检中心管理规范（试行）》《健康体检中心基本标准（试行）》和《关于进一步加强健康体检机构管理促进健康体检行业规范有序发展的通知》，进一步规范健康体检中心工作职责。市卫生健康委按照相关规定制定了一系列相关行业规范和管理性文件。在《健康体检管理暂行规定》的基础上，制定了《北京市健康体检管理办法》，对本市医疗机构实施健康体检的执业条件、执业规则、监督管理等要求进行了细化规定；并根据行业管理需求，相继制定《北京市健康体检报告基本规范（试行）》《北京市卫生和计划生育委员会关于进一步加强健康体检管理工作的通知》《北京市卫生局关于加强体检信息平台应用和管理工作的通知》等指导性文件，从质控要点、体检报告、信息化管理等方面对北京市健康体检工作进行规范。同时，积极以标准建设促质量发展，相继制定《健康体检体征数据元规范》（DB11/T 1238—2015）和《健康体检服务规范》（DB11/T 1496—2017）两项地方标准，并进行了全市宣贯，取得了良好效果。

为加强健康体检从业人员管理，市卫生健康委制定下发《北京市卫生局关于北京市健康体检主检医师培训考核工作的通知》，建立健康体检主检医师管理制度，明确要求开展健康体检工作的主检医师每 2 年必须接受 1 次培训，培训的主要内容包括行业相关法律法规、部门规章和规范性文件、主检医师业务工作技能要求等。北京市体检质量控制和改进中心、北京医学会健康管理学分会和北京健康管理协会每年从不同角度举办各类培训和行业交流，促进健康体检从业人员执业能力的提升。

（三）信息化建设及数据来源

在市卫生健康委的领导下，北京市先后建立"体检信息平台"、"专项体检信息系统"、"健康体检数据采集与综合管理系统"和"移动体检质控信息系统"，并将各系统逐步整合到"北京市体检质控综合管理平台"，逐步通过信息化手段，提高体检行业智能化管理和服务能力。

本报告中的健康体检医疗机构情况、人力资源情况、医疗设备情况等数据，均来自健康体检机构申报和变更备案系统，根据《北京市健康体检管理办法》的准入原则，设计线上申报审核流程，实现机构电子化信息采集及实时变更备案。通过该系统掌握体检机构基本资源情况，为质控和信息采集奠定基础。

本报告中的健康体检工作量及体检异常体征数据，来自"体检信息平台—体检统计子系统"和"健康体检数据采集与综合管理系统"，其中 179 家机构通过"体检信息平台—体检统计子系统"以统计报表在线报送的方式，采集"健康体检阳性记录统计表（男/女）"（京卫体 G1-15-1 表、京卫体 G1-15-2 表）指标并纳入统计；13 家机构通过"健康体检数据采集与综合管理系统"直接以健康体检个案信息上报数据后汇总纳入统计。

二、专 项 体 检

（一）概念

专项体检是由相关行业主管部门会同卫生行政部门制定政策、统一管理的特殊类型的体检，通常是为了完成学业或岗位的身体条件适应性考察而为特定人群设定的，其特点是有明确的体检标准及办法、有规定的体检项目和体检表、有统一的体检结论判定规则。目前北京市开展的专项体检主要涉及征兵体检、高招体检、中招体检、机动车驾驶员体检、公务员录用体检、教师资格认定体检和药品从业人员体检、残疾人机动轮椅车驾驶员体检等，医疗机构根据《北京市体检工作管理办法》（京卫医字〔1999〕43 号）等文件的规定开展相关工作。

（二）总体情况

1. 政策依据

北京市开展专项体检工作的政策法规依据见表 1-1。

表 1-1 各专项体检开展依据

专项体检类别	开展依据
高招体检	北京市高等学校招生委员会、北京市卫生局《关于印发〈北京市普通高等学校、中等专业学校招生体检实施细则〉的通知》(京高招委字〔1998〕007号)
中招体检	北京市中等学校招生工作委员会、北京市卫生局关于下发《北京市高级中等学校招生体检工作实施细则》的通知(京中招委字〔1999〕003号)
机动车驾驶员体检	中华人民共和国公安部令第139号
公务员录用体检	人事部、卫生部关于印发《公务员录用体检通用标准(试行)》的通知(国人部发〔2005〕1号),人力资源和社会保障部、卫生部、国家公务员局《关于印发公务员录用体检特殊标准(试行)的通知》(人社部发〔2010〕82号),人力资源社会保障部 国家卫生计生委 国家公务员局关于修订《公务员录用体检通用标准(试行)》及《公务员录用体检操作手册(试行)》有关内容的通知(人社部发〔2016〕140号),北京市人力资源和社会保障局、北京市卫生局《关于指定北京市行政机关公务员录用体检机构的通知》(京人社录发〔2011〕327号)
教师资格认定体检	北京市教育委员会、北京市卫生局关于印发《北京市教师资格认定体格检查工作实施细则》的通知(京教人〔2001〕49号)
药品从业人员体检	北京市卫生局《关于公布第一批北京市从药人员体检医院名单的通知》(京卫医字〔1999〕68号)
残疾人机动轮椅车驾驶员体检	北京市公安局、北京市卫生局《关于办理残疾人机动轮椅车牌证身体检查的通告》(〔2004〕第18号)

注:因相关政策要求,北京市征兵体检相关资料不包含在本报告中。

2. 组织管理

市卫生健康委负责全市体检工作的组织领导,各区卫生健康委员会负责本行政区域内体检工作的管理。受市卫生健康委委托,北京市体检中心负责全市专项体检工作的业务指导与管理,工作内容包括:制修订各类体检标准;对从事专项体检的医疗机构进行资格审查;对有争议的体检结果进行会诊、复检;依据相关政策文件对全市专项体检工作实施标准操作程序(SOP)管理;依据年度计划组织实施培训,开展质量检查,对上报数据开展数据筛查,对全环节进行质量控制。各指定医疗机构落实主体责任,强化组织管理,在体检中严格执行统一的标准和操作方法,按照谁体检、谁签字、谁负责的原则,落实岗位责任制,避免工作的随意性,防止工作的疏漏,保证了专项体检工作的质量。

相对健康体检,专项体检涉及选人用人,社会关注度高,对体检质量和体检结论准确性要求非常高。对此,北京市体检中心要求各指定机构精选体检队伍,注意人员的新、老搭配,重点岗位必须由高年资的医师担任。严格落实医疗质量控制要求,扎实做好各项工作,保证体检流程环环相扣。为确保体检标准和方法执行准确到位,要求各指定医疗机构组织相关专业人员认真参加全市统一培训和考核,熟练掌握操作规程;医务人员要熟悉体检标准,规范体检操作;主检医师对各科发现的症状和体征,特别是重要的阳性体征,要重点复查,确保结论准确无误,保证绝不漏掉传染病和重要疾病。

在加强业务管理与监督方面,各指定医疗机构建立健全本机构质控组织,强化内部质控。同时,北京市体检中心组织专家对各指定医疗机构开展"飞行检查",总结有益经验,整改存在的不足,进一步促进全市专项体检质量的提高。

(三)信息化建设及数据来源

1. 政策依据

在市卫生健康委领导下,围绕各类专项体检的不同需求,开展体检管理信息系统建设并逐步推广应用。相关政策法规依据见表1-2。

表 1-2 专项体检信息化建设开展依据

文件名称	文号
《北京市卫生局关于加强医疗机构体检统计工作的通知》	京卫医字〔2010〕100号
《北京市卫生局关于加强体检信息平台应用和管理工作的通知》	京卫医字〔2011〕217号
《北京市卫生局关于进一步加强公务员录用体检管理工作的通知》	京卫医字〔2012〕37号

2. 组织管理

截至 2021 年,北京市已建成并在全市范围内推广使用以下 7 项专项系统:全国征兵体检信息化管理系统、北京市高招体检管理信息系统、北京市中招体检管理信息系统、北京市体检信息平台中包含的北京市公务员录用体检信息系统、北京市机动车驾驶员体检信息系统、北京市药品从业人员体检信息系统和北京市教师资格认定体检信息系统。其中,全市承担高招体检、中招体检、征兵体检的指定机构,已全面使用相应系统进行个案信息数据采集。这些系统采用的标准化体征词条,为体检数据后期的汇总及分析奠定了良好基础。

每年在市卫生健康委的领导下,全市召开信息化业务培训会,规范培训信息化系统使用及数据统计上报要求。全市各指定机构按要求开展体检并进行数据采集,最终数据汇总到全市各专项体检数据库中。

3. 数据质控

北京市体检中心每年对全市专项体检数据开展质量控制。其中,全市高招体检和中招体检数据,要经过计算机自动筛查、人工专业审核及网上公示确认等途径确保准确性;对机动车驾驶员等的体检数据,通过大数据统计分析发现偏离,并对相关机构进行反馈;对各指定医疗机构的实验室检查结果,通过加强室内质控、室间质评及全市实验室盲样检查等方式对数据准确性和一致性进行确认。

招生体检数据的筛查和校对是确保高招、中招体检工作质量的重要步骤。在各区高招体检结束后,北京市体检中心要求各体检机构及时上传数据,通过系统后台逻辑判断,筛选出明显存疑或错误的数据交由专业人员进行审核,并与相关体检机构沟通进行更正。

2021 年全市高招体检学生 50 830 人,修改更正数据 74 人,占比 0.15%。2021 年北京市各医疗机构高招体检数据更正情况见表 1-3(各序号对应的医疗机构名称见附录二,以下同)。

表 1-3 2021 年北京市各医疗机构高招体检数据更正率

机构序号	体检人数/人	更正人数/人	更正率/%
全市	50 830	74	0.15
1	2 226	11	0.49
2	3 057	0	0.00
3	1 569	5	0.32
4	2 453	5	0.20
5	1 416	8	0.56
6	4 876	0	0.00
7	6 828	0	0.00
8	4 712	0	0.00
9	2 660	0	0.00
10	1 383	12	0.87
11	942	0	0.00
12	1 100	9	0.82
13	1 410	2	0.14
14	370	1	0.27
15	2 642	5	0.19
16	2 957	1	0.03
17	2 168	2	0.09
18	2 480	1	0.04
19	1 162	5	0.43
20	1 402	3	0.21
21	1 039	4	0.38
22	1 797	0	0.00
23	181	0	0.00

2021 年全市中招体检学生 84 913 人,体检数据筛查发现并修改更正数据 57 人,更正率为 0.07%。2021 年北京市各医疗机构中招体检数据更正情况见表 1-4。

表 1-4 2021 年北京市各医疗机构中招体检数据更正率

序号	体检人数/人	更正人数/人	更正率/%
全市	84 913	57	0.07
1	6 214	0	0.00
2	9 047	12	0.13
3	10 205	0	0.00
4	17 902	0	0.00
5	4 781	16	0.33
6	1 805	9	0.50
7	1 247	12	0.96
8	4 830	0	0.00
9	441	0	0.00
10	5 496	0	0.00
11	4 876	0	0.00
12	3 903	2	0.05
13	4 895	0	0.00
14	1 958	0	0.00
15	2 231	4	0.18
16	3 095	0	0.00
17	1 667	0	0.00
18	320	2	0.63

4. 数据来源

本报告列出了高招体检、中招体检、机动车驾驶员体检、公务员录用体检、残疾人机动轮椅车驾驶员体检、教师资格认定体检和药品从业人员体检相关统计数据。因相关政策要求,北京市征兵体检统计资料不包含在报告中。

专项体检统计数据主要来源于两部分:根据市卫生健康委有关文件要求,高招体检和中招体检使用统一配发软件,收集体检个案信息;机动车驾驶员体检、残疾人机动轮椅车驾驶员体检、教师资格认定体检和药品从业人员体检,采用统计报表形式上报体检统计数据。公务员录用体检个案数据收集工作继续推动中。

第二章

体检服务资源

一、健康体检

（一）医疗机构情况

2021年北京市开展健康体检的医疗机构为270家，比2020年增加了12家机构。2021年开展健康体检的医疗机构，按机构所在区划分，其中城六区（东城区、西城区、朝阳区、海淀区、丰台区和石景山区）193家，占机构总数的71.48%；其他地区77家，占机构总数的28.52%，机构数量排在前三位的区为朝阳区、海淀区、西城区（表2-1）。

表2-1　2021年北京市各区开展健康体检医疗机构情况　　　　　　（单位：家）

各区	机构数	与2020年比较机构数变化	每10万常住人口拥有开展健康体检医疗机构数
合计	270	12↑	1.23
西城	35	—	3.17
东城	20	—	2.82
朝阳	58	3↑	1.68
海淀	52	2↑	1.66
石景山	9	—	1.59
延庆	5	—	1.45
密云	6	1↑	1.14
丰台	19	2↑	0.94
怀柔	4	—	0.91
平谷	4	—	0.88
门头沟	3	1↑	0.76
昌平	16	2↑	0.70
房山	9	—	0.69
大兴	13	1↑	0.65
通州	11	—	0.60
顺义	6	—	0.45

注：（1）按每10万常住人口拥有开展健康体检医疗机构数降序排列。

　　（2）常住人口数据来源于北京市统计局。

全市270家开展健康体检的医疗机构，包括151家医院、8家妇幼保健院、97家门诊部或诊所、12家社区卫生服务中心、2家其他卫生机构（表2-2）。医院中三级医院67家，占机构总数的24.81%；二级医院56家，占机构总数的20.74%；一级医院26家，占机构总数的9.63%，未评级医院2家，占机构总数的0.74%。

表 2-2 2021 年北京市各类、各级开展健康体检医疗机构情况

类别、级别	机构数量/家
合计	270
医院	151
三级	67
二级	56
一级	26
未评级	2
妇幼保健院	8
门诊部、诊所	97
社区卫生服务中心	12
其他卫生机构	2

全市 270 家开展健康体检的医疗机构，其中非营利性医疗机构 150 家，与 2020 年相比增加了 3 家，占机构总数的 55.56%；营利性医疗机构 120 家，与 2020 年相比增加了 9 家，占机构总数的 44.44%（图 2-1）。非营利性医疗机构数量排在前三位的区为海淀区、西城区、朝阳区；营利性医疗机构数量排在前三位的区为朝阳区、海淀区、西城区。

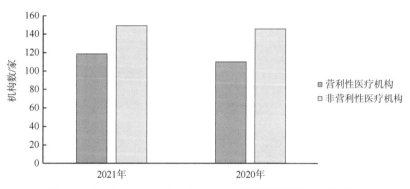

图 2-1 2020 年及 2021 年北京市各类经营性质医疗机构情况

（二）人力资源情况

2021 年北京市有 262 家健康体检机构填报了人力资源调查，数据显示，2021 年北京市从事健康体检业务人员共 14 410 人，其中卫生技术人员 13 204 人，包括执业（助理）医师、注册护士、检验技师、影像技师和其他卫生技术人员。

1. 按地区分布

北京市从事健康体检的卫生技术人员中，城六区卫生技术人员 10 217 人，占全市总数的 77.38%，其他地区卫生技术人员 2987 人，占全市总数的 22.62%。全市从事健康体检的卫生技术人员数排在前三位的区为朝阳区、海淀区、西城区（表 2-3、图 2-2）。

表 2-3 2021 年北京市各区从事健康体检的卫生技术人员情况 （单位：人）

各区	卫生技术人员数量	执业（助理）医师数量	注册护士数量	检验技师数量	影像技师数量	其他卫生技术人员数量
合计	13 204	6 602	4 250	1 164	730	458
东城	1 046	496	331	109	68	42
西城	1 500	770	469	132	92	37
朝阳	3 796	1 773	1 273	404	180	166

续表

各区	卫生技术人员数量	执业（助理）医师数量	注册护士数量	检验技师数量	影像技师数量	其他卫生技术人员数量
丰台	828	421	311	41	26	29
石景山	411	199	143	39	23	7
海淀	2 636	1 387	816	200	142	91
门头沟	145	68	41	22	8	6
房山	330	180	79	35	30	6
通州	331	179	107	23	15	7
顺义	333	177	112	24	18	2
昌平	780	365	250	64	56	45
大兴	516	287	153	27	38	11
平谷	86	44	33	5	4	0
怀柔	58	28	20	2	6	2
密云	230	128	58	22	15	7
延庆	178	100	54	15	9	0

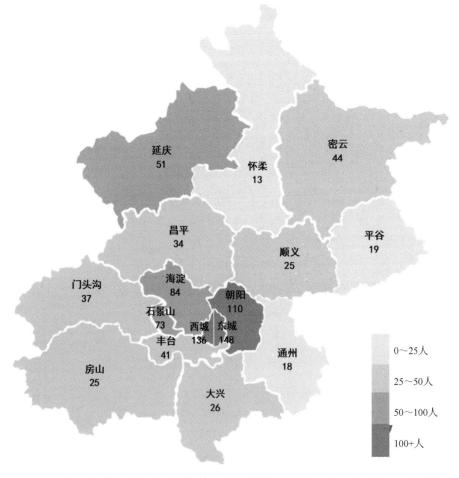

图 2-2　2021 年北京市每 10 万常住人口拥有从事健康体检的卫生技术人员分布情况

2. 按类别、级别分布

北京市从事健康体检的卫生技术人员，来自于三级医院的 3363 人，占全市总数的 25.47%；二级医院 2468 人，占全市总数的 18.69%；一级医院 1288 人，占全市总数的 9.75%；未评级医院 132 人，占全市总数的 1.00%；妇幼保健院 168 人，占全市总数的 1.27%；门诊部或诊所 5302 人，占全市总数的

40.15%；社区卫生服务中心 391 人，占全市总数的 2.96%；其他卫生机构 92 人，占全市总数的 0.70%（表 2-4）。

表 2-4　2021 年北京市不同类别医疗机构从事健康体检的卫生技术人员构成情况

机构类别、级别	卫生技术人员数量/人	执业（助理）医师构成比/%	注册护士构成比/%	检验技师构成比/%	影像技师构成比/%	其他卫生技术人员构成比/%
合计	13 204	50.00	32.19	8.82	5.53	3.47
医院	7 251	48.20	29.69	12.12	6.45	3.53
三级	3 363	45.55	28.99	14.48	7.34	3.63
二级	2 468	51.13	28.77	11.26	6.36	2.47
一级	1 288	48.52	32.92	8.31	4.74	5.51
未评级	132	57.58	33.33	5.30	2.27	1.52
妇幼保健院	168	48.81	30.36	11.90	5.95	2.98
门诊部、诊所	5 302	52.23	35.67	4.45	4.17	3.49
社区卫生服务中心	391	53.96	29.16	7.16	7.16	2.56
其他卫生机构	92	48.91	44.57	1.09	3.26	2.17

3. 按经营性质分布

北京市从事健康体检的卫生技术人员中来自非营利性医疗机构的有 6984 人，占全市总数的 52.89%；营利性医疗机构 6220 人，占全市总数的 47.11%（表 2-5）。

表 2-5　2021 年北京市不同经营性质医疗机构从事健康体检的卫生技术人员构成情况

机构性质	卫生技术人员数量/人	执业（助理）医师构成比/%	注册护士构成比/%	检验技师构成比/%	影像技师构成比/%	其他卫生技术人员构成比/%
合计	13 204	50.00	32.19	8.82	5.53	3.47
非营利性医疗机构	6 984	49.40	29.17	11.86	6.54	3.04
营利性医疗机构	6 220	50.68	35.58	5.40	4.39	3.95

（三）服务项目

1. 总体情况

本部分数据来源于国家健康体检与管理质量控制中心收集的 2021 年度全国体检（管理）机构质控信息调查北京部分，全市有 189 家健康体检机构参与调查（表 2-6）。

90% 以上健康体检机构开展的项目包括：脉搏、眼科、耳鼻喉科、颈动脉彩超、体重指数、静态心电图、前列腺彩超（男）、乳腺彩超（女）、数字 X 射线摄影（DR）、甲状腺彩超、妇科彩超（女）、妇科、尿常规、身高、外科、腹部彩超、血压、体重、内科、血常规。

不到 20% 健康体检机构开展的项目包括：全身红外热成像、运动心肺功能、基因检测（自做）、内脏脂肪检测、血管内皮功能检查、运动平板、睡眠专业、四诊仪、心理健康管理、中医治未病管理、数字化/计算机 X 射线摄影（CR）、糖尿病早期筛查检测、运动评估和指导、胶囊内镜、结肠镜、体重专项管理。

表 2-6　健康体检机构服务项目开展情况

服务项目	数量	百分比/%	服务项目	数量	百分比/%
基础项目			**专科检查**		
血压	189	100.00	内科	189	100.00
脉搏	176	99.37	外科	189	100.00
身高	189	100.00	眼科	189	100.00
体重	189	100.00	耳鼻喉科	176	93.12
体重指数	179	92.54	口腔科	167	88.36
腰围	130	63.12	妇科	189	100.00
臀围	119	56.67	心理	40	21.16
功能检查			**影像检查**		
静态心电图	189	100.00	数字 X 线摄影（DR）	181	95.77
24 小时动态心电图	68	35.98	计算机 X 线摄影（CR）	28	14.81
24 小时动态血压	55	29.10	计算机体层成像（CT）	105	55.56
运动平板	15	7.94	磁共振成像	54	28.57
运动心肺功能	10	5.29	乳腺 X 线摄影	42	22.22
肺功能	114	60.32	**实验室检查**		
骨密度	157	83.07	血常规	189	100.00
无创外周血管检测	62	32.80	尿常规	189	100.00
糖尿病早期筛查检测	31	16.40	便常规	168	88.89
超声检查			便潜血	159	84.13
腹部彩超	189	100.00	血型检查	151	79.89
甲状腺彩超	181	95.77	同型半胱氨酸检查	148	78.31
前列腺彩超（男）	179	94.71	生化检查（自做）	143	75.66
妇科彩超（女）	181	95.77	免疫学检查（自做）	116	61.38
乳腺彩超（女）	180	95.24	肿瘤标志物检查（自做）	117	61.90
颈动脉彩超	176	93.12	生化检查（外送）	50	26.46
心脏彩超	162	85.71	免疫学检查（外送）	65	34.39
专项检查			肿瘤标志物检查（外送）	64	33.86
血管内皮功能检查	14	7.41	**健康管理服务**		
幽门螺杆菌检测（¹³C）	154	81.48	健康管理签约服务	51	26.98
幽门螺杆菌检测（¹⁴C）	80	42.33	健康问卷	104	55.03
消化内镜	46	24.34	健康风险评估	81	42.86
胶囊内镜	34	17.99	健康管理干预方案	55	29.10
结肠镜	34	17.99	高血压风险管理	51	26.98
鼻咽喉镜	39	20.63	糖尿病风险管理	40	21.16
眼底血管照相	92	48.68	体重专项管理	36	19.05
内脏脂肪检测	13	6.88	中医治未病管理	27	14.29
人体成分分析	87	46.03	心理健康管理	24	12.70
全身红外热成像	9	4.76	体检报告解读	137	72.49
基因检测（自做）	12	6.35	健康教育	101	53.44
基因检测（外送）	52	27.51	营养膳食指导	44	23.28
病理检查			运动评估和指导	33	17.46
宫颈 TCT（自做）	87	46.03	睡眠专业	17	8.99
尿 TCT（自做）	38	20.11	**中医检查**		
HPV 分型（自做）	77	40.74	四诊仪	20	10.58
宫颈 TCT（外送）	80	42.33	舌诊	45	23.81
尿 TCT（外送）	69	36.51			
HPV 分型（外送）	77	40.74			

注：TCT，液基薄层细胞学检测；HPV，人乳头状瘤病毒。

2. 各经营性质、各机构类别情况

基础项目中,非营利性机构的腰围和臀围的开展率低于营利性机构,医院的腰围和臀围的开展率低于其他类别机构;功能检查中,非营利性机构的24小时动态血压、无创外周血管检测开展率高于营利性机构,肺功能开展率低于营利性机构;中医检查中,非营利性机构的四诊仪开展率高于营利性机构,舌诊开展率低于营利性机构,医院的四诊仪开展率高于其他类别机构;非营利性机构的影像检查开展率均高于营利性机构;除 DR 项目外,医院的影像检查开展率均高于其他类别机构;实验室检查中,非营利性机构和医院生化检查、免疫学检查和肿瘤标志物检查以自做为主,开展率超过 80%,营利性机构和其他类别机构以外送为主。病理检查中,非营利性机构和医院宫颈 TCT、尿 TCT 和 HPV 分型以自做为主,营利性机构和其他类别机构以外送为主。专项检查中,非营利性机构的消化内镜和结肠镜开展率高于营利性机构,幽门螺杆菌检测(^{14}C)、胶囊内镜、眼底血管照相和人体成分分析开展率低于营利性机构(表 2-7)。

表 2-7　健康体检机构服务项目开展率情况

服务项目	不同经营性质机构服务项目开展率/%		不同类别机构服务项目开展率/%		
	营利性	非营利性	医院	门诊部	其他机构
基础项目					
血压	100.00	100.00	100.00	100.00	100.00
脉搏	92.68	93.46	95.50	88.14	94.74
身高	100.00	100.00	100.00	100.00	100.00
体重	100.00	100.00	100.00	100.00	100.00
体重指数	97.56	92.52	92.79	96.61	100.00
腰围	78.05	61.68	58.56	81.36	89.47
臀围	71.95	56.07	53.15	76.27	78.95
专科检查					
内科	100.00	100.00	100.00	100.00	100.00
外科	100.00	100.00	100.00	100.00	100.00
眼科	100.00	100.00	100.00	100.00	100.00
耳鼻喉科	96.34	90.65	90.99	98.31	89.47
口腔科	92.68	85.05	84.68	96.61	84.21
妇科	100.00	100.00	100.00	100.00	100.00
心理	18.29	23.36	22.52	22.03	10.53
功能检查					
静态心电图	100.00	100.00	100.00	100.00	100.00
24 小时动态心电图	37.80	34.58	38.74	32.20	31.58
24 小时动态血压	23.17	33.64	36.94	15.25	26.32
运动平板	4.88	10.28	10.81	5.08	0.00
运动心肺功能	2.44	7.48	8.11	1.69	0.00
肺功能	68.29	54.21	57.66	67.80	52.63
骨密度	86.59	80.37	81.98	86.44	78.95
无创外周血管检测	23.17	40.19	45.95	13.56	15.79
糖尿病早期筛查检测	14.63	17.76	22.52	6.78	10.53
中医检查					
四诊仪	4.88	14.95	15.32	3.39	5.26
舌诊	34.15	15.89	21.62	27.12	26.32
影像检查					
DR	95.12	96.26	95.50	96.61	94.74
CR	12.20	16.82	21.62	5.08	5.26
CT	46.34	62.62	66.67	40.68	36.84

续表

服务项目	不同经营性质机构服务项目开展率/%		不同类别机构服务项目开展率/%		
	营利性	非营利性	医院	门诊部	其他机构
磁共振成像	17.07	37.38	42.34	11.86	0.00
乳腺 X 线摄影	14.63	28.04	30.63	13.56	0.00
超声检查					
腹部彩超	100.00	100.00	100.00	100.00	100.00
甲状腺彩超	95.12	96.26	93.69	98.31	100.00
前列腺彩超（男）	93.90	95.33	93.69	94.92	100.00
妇科彩超（女）	95.12	96.26	94.59	96.61	100.00
乳腺彩超（女）	93.90	96.26	93.69	96.61	100.00
颈动脉彩超	92.68	93.46	90.99	94.92	100.00
心脏彩超	91.46	81.31	82.88	91.53	84.21
实验室检查					
血常规	100.00	100.00	100.00	100.00	100.00
尿常规	100.00	100.00	100.00	100.00	100.00
便常规	90.24	87.85	90.09	89.83	78.95
便潜血	84.15	84.11	87.39	83.05	68.42
血型检查	82.93	77.57	81.98	79.66	68.42
同型半胱氨酸检查	68.29	85.98	90.09	57.63	73.68
生化检查（自做）	51.22	94.39	95.50	42.37	63.16
免疫学检查（自做）	31.71	84.11	84.68	22.03	47.37
肿瘤标志物检查（自做）	32.93	84.11	85.59	23.73	42.11
生化检查（外送）	59.76	0.93	5.41	62.71	36.84
免疫学检查（外送）	74.39	3.74	9.91	79.66	36.84
肿瘤标志物检查（外送）	73.17	3.74	9.91	76.27	42.11
病理检查					
宫颈 TCT（自做）	12.20	71.96	69.37	11.86	15.79
尿 TCT（自做）	9.76	28.04	28.83	8.47	5.26
HPV 分型（自做）	8.54	65.42	63.06	6.78	15.79
宫颈 TCT（外送）	84.15	10.28	18.92	83.05	52.63
尿 TCT（外送）	76.83	5.61	14.41	74.58	47.37
HPV 分型（外送）	81.71	9.35	17.12	81.36	52.63
专项检查					
血管内皮功能检查	6.10	8.41	9.01	6.78	0.00
幽门螺杆菌检测（^{13}C）	85.37	78.50	81.98	79.66	84.21
幽门螺杆菌检测（^{14}C）	73.17	18.69	24.32	76.27	42.11
消化内镜	15.85	30.84	36.94	8.47	0.00
胶囊内镜	29.27	9.35	15.32	23.73	15.79
结肠镜	7.32	26.17	27.03	6.78	0.00
鼻咽喉镜	21.95	19.63	23.42	20.34	5.26
眼底血管照相	56.10	42.99	44.14	61.02	36.84
内脏脂肪检测	3.66	9.35	9.91	3.39	0.00
人体成分分析	64.63	31.78	36.94	66.10	36.84
全身红外热成像	1.22	7.48	8.11	0.00	0.00
基因检测（自做）	4.88	7.48	8.11	5.08	0.00
基因检测（外送）	62.20	0.93	6.31	66.10	31.58

服务项目	不同经营性质机构服务项目开展率/%		不同类别机构服务项目开展率/%		
	营利性	非营利性	医院	门诊部	其他机构
健康管理服务					
健康管理签约服务	25.61	28.04	30.63	22.03	21.05
健康问卷	67.07	45.79	50.45	71.19	31.58
健康风险评估	47.56	39.25	42.34	49.15	26.32
健康管理干预方案	34.15	25.23	29.73	32.20	15.79
高血压风险管理	25.61	28.04	29.73	23.73	21.05
糖尿病风险管理	18.29	23.36	23.42	18.64	15.79
体重专项管理	15.85	21.50	21.62	15.25	15.79
中医治未病管理	7.32	19.63	20.72	5.08	5.26
心理健康管理	9.76	14.95	14.41	8.47	15.79
体检报告解读	78.05	68.22	68.47	79.66	73.68
健康教育	45.12	59.81	62.16	44.07	31.58
营养膳食指导	19.51	26.17	27.93	18.64	10.53
运动评估和指导	12.20	21.50	22.52	10.17	10.53
睡眠专业	9.76	8.41	10.81	8.47	0.00

注：营利性机构 82 家，非营利性机构 107 家；医院 111 家，门诊部 59 家，其他机构 19 家，包括 2 家妇幼保健院、8 家社区卫生服务中心、9 家其他机构。

二、专 项 体 检

（一）医疗机构情况

专项体检由相关行业主管部门会同卫生行政部门制定政策，统一管理。承接专项体检的医疗机构由市卫生健康委核定，无特殊原因不会发生变更。2021 年北京市承担专项体检的医疗机构共 133 家（因 1 家医疗机构可能承担多项专项体检任务，故机构总数不等于下述各单项机构数相加总和），其中承担高招体检的医疗机构 23 家、中招体检 18 家（其中，北京市体检中心承接了朝阳区、丰台区和西城区中小学保健所委托的中招体检任务）、机动车驾驶员体检 115 家、公务员体检 24 家、教师资格认定体检 19 家、药品从业人员体检 19 家、残疾人机动轮椅车驾驶员体检 19 家（表 2-8）。

表 2-8　2021 年北京市各区承担专项体检的医疗机构情况　　　　　　（单位：家）

所在区（地）	各专项体检医疗机构数						
	高招体检	中招体检	机动车驾驶员体检	公务员体检	教师资格认定体检	药品从业人员体检	残疾人机动轮椅车驾驶员体检
合计	23	18	115	24	19	19	19
东城	2	1	10	4	2	2	2
西城	3	1	17	4	3	3	3
朝阳	1	1	18	3	1	1	1
海淀	2	1	14	0	1	1	1
丰台	1	1	8	2	1	1	1
石景山	2	2	4	1	1	1	1
门头沟	1	1	2	1	1	1	1
房山	3	2	5	1	1	1	1
通州	1	1	5	1	1	1	1

续表

所在区（地）	各专项体检医疗机构数						
	高招体检	中招体检	机动车驾驶员体检	公务员体检	教师资格认定体检	药品从业人员体检	残疾人机动轮椅车驾驶员体检
顺义	1	1	5	1	1	1	1
昌平	1	1	9	1	1	1	1
大兴	1	1	5	1	1	1	1
怀柔	1	1	4	1	1	1	1
平谷	1	1	3	1	1	1	1
密云	1	1	3	1	1	1	1
延庆	1	1	3	1	1	1	1

（二）人力资源情况

人力资源情况体现了医疗机构的技术水平和工作质量，可间接反映其工作状态、压力及效率情况。统计人力资源情况，可为相关医疗机构合理调配医护人员提供参考。通过汇总全市高招体检、中招体检"人员登记表"，能够基本掌握这两类体检指定医疗机构医护人员的变化情况。目前，其他专项体检人力资源情况中，机动车驾驶员体检医师情况采取全市备案管理。随着全国医护注册系统的推广使用，以及专项体检系统与医护执业注册系统信息对接工作的推进，我们将进一步加强人力资源管理，探索人力资源管理模式的转变，争取全面覆盖。

1. 高招体检医护人员构成情况

按医护合计人数降序排列，北京市高招体检医护人员情况见表 2-9。

表 2-9　2021 年北京市高招体检医护人员情况　　　　　（单位：人）

所在区（地）	机构名称	医护人员数量				
		合计	高级	中级	初级	注册护士
合计		972	234	320	134	284
海淀	北京市中西医结合医院	143	28	56	28	31
西城	北京市体检中心	65	7	12	1	45
东城	北京市第六医院	62	16	17	1	28
石景山	北京市石景山医院	60	19	17	2	22
西城	北京市宣武中医医院	52	14	21	13	4
平谷	北京市平谷区医院	50	18	11	2	19
海淀	北京市中关村医院	45	13	18	1	13
朝阳	北京市第一中西医结合医院	42	9	12	12	9
河北迁安	首钢集团有限公司矿山医院	41	6	19	10	6
丰台	北京丰台医院	40	7	22	2	9
顺义	北京市中医医院顺义医院	40	8	14	11	7
房山	北京燕化医院	39	13	7	12	7
房山	北京市房山区第一医院	38	5	12	9	12
西城	北京市第二医院	33	10	8	2	13
密云	北京市密云区医院	30	9	8	5	8
通州	首都医科大学附属北京潞河医院	30	6	11	2	11
东城	北京市普仁医院	29	5	11	2	11
怀柔	北京怀柔医院	27	10	9	5	3
昌平	北京市昌平区医院	25	7	5	4	9

续表

所在区（地）	机构名称	医护人员数量				
		合计	高级	中级	初级	注册护士
房山	北京市房山区良乡医院	23	3	10	5	5
门头沟	北京市门头沟区医院	22	5	8	2	7
大兴	北京市大兴区人民医院	20	8	8	2	2
延庆	北京市延庆区医院	16	8	4	1	3

2. 中招体检医护人员构成情况

按医护合计人数降序排列，各区中招体检医护人员情况见表2-10。

表2-10 2021年北京市中招体检医护人员情况 （单位：人）

所在区（地）	机构名称	医护人员数量				
		合计	高级	中级	初级	注册护士
合计		506	57	181	78	190
朝阳*	北京市体检中心马甸部	65	7	12	1	45
海淀	北京市海淀区体育运动与卫生健康促进中心	46	9	9	4	24
河北迁安	首钢集团有限公司矿山医院	42	6	22	8	6
西城*	北京市体检中心航天桥门诊部	37	6	10	1	20
通州	北京市通州区中小学卫生保健所	34	0	15	8	11
丰台*	北京市体检中心丰台部	29	6	10	1	12
东城	北京市东城区中小学卫生保健所	29	1	12	3	13
昌平	北京市昌平区医院	25	6	7	3	9
延庆	北京市延庆区中小学卫生保健站	25	3	13	5	4
房山	北京市房山区燕山医院	25	2	4	10	9
门头沟	北京市门头沟区中小学卫生保健所	22	5	8	2	7
密云	北京市密云区中小学卫生保健所	21	0	13	4	4
房山	北京市房山区中小学卫生保健所	20	1	5	10	4
平谷	北京市平谷区中小学卫生保健所	19	3	9	2	5
大兴	北京市大兴区学生体育健康中心	19	1	15	1	2
石景山	北京市石景山区中小学卫生保健所	18	0	6	5	7
顺义	北京市顺义区中小学卫生保健所	17	1	5	5	6
怀柔	北京市怀柔区中小学卫生保健所	13	0	6	5	2

*北京市体检中心马甸部、丰台部及航天桥门诊部分别承接了朝阳区、丰台区和西城区中小学保健所委托的中招体检任务。

第三章
体检工作概况

一、健 康 体 检

本报告中健康体检的受检人群为 18 岁及以上成人。本章的统计数据主要来源于"健康体检阳性记录统计表（男/女）"（京卫体 G1-15-1 表、京卫体 G1-15-2 表），该表由北京市体检质量控制和改进中心专家组审核并制定，由北京市统计局审批。"健康体检阳性记录统计表（男）"包括 27 项检查项目，70 个异常指标；"健康体检阳性记录统计表（女）"包括 31 项检查项目，87 个异常指标。

从 2021 年北京市 270 家开展健康体检的医疗机构中采集到 192 家机构的健康体检统计数据，开展健康体检服务共 5 525 752 人次。

（一）各区情况

2021 年，城六区体检 4 353 751 人次，占体检总量的 78.79%；其他地区体检 1 172 001 人次，占体检总量的 21.21%。健康体检人次排名前五位的区为海淀区（1 343 797 人次）、朝阳区（1 328 086 人次）、西城区（661 075 人次）、东城区（525 665 人次）、丰台区（429 075 人次），共占体检总量的 77.59%（表 3-1）。

表 3-1　2021 年北京市各区健康体检数量　　　　　　　　　　（单位：人次）

各区	健康体检数量	每千常住人口参加健康体检数量
合计	5 525 752	252.48
东城	525 665	742.46
西城	661 075	598.80
海淀	1 343 797	429.33
朝阳	1 328 086	385.06
怀柔	109 051	247.28
丰台	429 075	212.94
顺义	202 286	152.55
平谷	68 447	149.77
门头沟	57 495	145.19
延庆	41 780	120.75
石景山	66 053	116.70
通州	212 047	115.06
昌平	232 138	102.26
大兴	150 202	75.29
密云	37 720	71.57
房山	60 835	46.33

注：按每千常住人口参加健康体检人次数降序排列。

（二）非营利性和营利性医疗机构情况

2021年，非营利性医疗机构体检1 794 578人次，占体检总量的32.48%，各机构年平均健康体检16 772人次；营利性医疗机构体检3 731 174人次，占体检总量的67.52%，各机构年平均健康体检43 896人次（图3-1）。

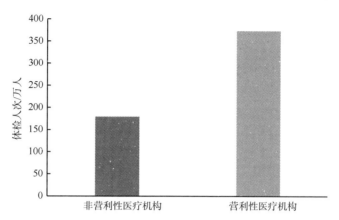

图3-1　2021年北京市各经营性质医疗机构健康体检量

（三）各类别、级别情况

2021年，北京市各医院中三级医院年平均健康体检18 029人次，二级医院年平均健康体检17 716人次，一级医院年平均健康体检10 001人次，未评级医院年平均健康体检31 127人次。妇幼保健院年平均健康体检28 044人次，门诊部和诊所年平均健康体检50 098人次，社区卫生服务中心年平均健康体检5139人次，其他卫生机构年平均健康体检21 911人次（表3-2）。

表3-2　2021年北京市各类别、级别医疗机构年平均健康体检数量

类别、级别	机构数/家	体检量/人次	占体检总量的比率/%	各机构年平均健康体检量/（人次·年）
合计	192	5 525 752	100	28 780
医院	103	1 705 336	30.86	16 557
三级	44	793 261	14.36	18 029
二级	39	690 926	12.50	17 716
一级	19	190 022	3.44	10 001
未评级	1	31 127	0.56	31 127
妇幼保健院	6	168 264	3.05	28 044
门诊部、诊所	71	3 556 937	64.37	50 098
社区卫生服务中心	10	51 394	0.93	5 139
其他卫生机构	2	43821	0.79	21 911

（四）各年龄组情况

2021年北京市各年龄组健康体检人数中以30～39岁年龄组最多，占体检总量的31.82%（表3-3）。

表3-3　2020年及2021年北京市各年龄组健康体检数量　　　　　　（单位：人次）

年龄组（岁）	2020年体检数量	2021年体检数量
合计	3 530 243	5 525 752
18～29	692 283	1 115 130
30～39	1 115 712	1 758 357

年龄组（岁）	2020 年体检数量	2021 年体检数量
40～49	722 753	1 141 745
50～59	518 280	811 658
60～69	300 700	444 048
70～79	122 312	181 600
≥80	58 203	73 214

二、专 项 体 检

2021 年北京市专项体检共计 657 534 人，与 2020 年相比增加 33 246 人，增加了 5.33%。

（一）高招体检

2021 年北京市共完成高招体检 50 830 人，与 2020 年相比减少 4717 人，减少了 8.49%。各高招体检医疗机构日人均服务量见表 3-4，各科日人均服务量见表 3-5。

表 3-4　2021 年北京市各高招体检医疗机构日人均服务量

机构名称	体检时间/天	总服务量/人	日人均服务量/人
北京市体检中心	15	2 226	149
北京市第六医院	8	3 057	383
北京市普仁医院	6	1 569	262
北京市第二医院	14	2 453	176
北京市宣武中医医院	6	1 416	236
北京市第一中西医结合医院	11	4 876	444
北京市中关村医院	16	6 828	427
北京市中西医结合医院	14	4 712	337
北京丰台医院	14	2 660	190
北京市石景山医院	5	1 383	277
北京市门头沟区医院	5	942	189
北京市房山区第一医院	10	1 100	110
北京市房山区良乡医院	5	1 410	282
北京燕化医院	3	370	124
首都医科大学附属北京潞河医院	7	2 642	378
北京中医医院顺义医院	7	2 957	423
北京市昌平区医院	7	2 168	310
北京市大兴区人民医院	10	2 480	248
北京怀柔医院	6	1 162	194
北京市平谷区医院	7	1 402	201
北京市密云区医院	11	1 797	164
北京市延庆区医院	7	1 039	149
首钢集团有限公司矿山医院	2	181	91
全市平均	9	2 210	250

注：各机构日人均服务量≤20人的体检日数据未显示。

表 3-5 2021 年北京市高招体检医疗机构各科日人均服务量 （单位：人）

机构名称	日人均服务量									
	主检	外科	身高体重	视力	眼科	血压	内科	听力	耳鼻喉科	口腔科
北京市体检中心	28	41	34	19	41	23	34	41	41	41
北京市第六医院	39	96	77	55	55	48	22	77	77	128
北京市普仁医院	47	131	262	131	262	262	88	262	131	262
北京市第二医院	117	88	59	55	55	59	88	82	164	176
北京市宣武中医医院	28	19	19	41	41	19	19	41	41	23
北京市第一中西医结合医院	222	111	222	74	111	222	64	444	222	64
北京市中关村医院	228	54	143	107	86	143	48	214	107	107
北京市中西医结合医院	148	337	337	337	337	337	337	337	169	169
北京丰台医院	64	74	74	74	32	222	111	222	222	111
北京市石景山医院	63	35	277	70	93	70	70	56	70	277
北京市门头沟区医院	86	63	63	189	189	79	79	189	189	157
北京市房山区第一医院	69	37	55	55	55	55	55	37	37	37
北京市房山区良乡医院	55	94	141	71	94	94	94	141	141	141
北京燕化医院	62	31	124	62	62	62	62	42	42	42
首都医科大学附属北京潞河医院	106	126	126	63	378	126	126	378	76	378
北京中医医院顺义医院	247	212	212	212	212	106	106	423	423	423
北京市昌平区医院	84	104	104	68	68	104	104	310	310	310
北京市大兴区人民医院	76	124	124	83	124	248	124	248	248	124
北京怀柔医院	73	65	65	49	49	97	97	25	25	194
北京市平谷区医院	94	101	101	51	51	101	51	201	201	201
北京市密云区医院	75	82	82	33	164	82	55	14	164	75
北京市延庆区医院	116	75	75	130	130	75	75	149	149	149
首钢集团有限公司矿山医院	19	19	46	31	46	31	23	91	46	91

注：各机构日人均服务量≤20 人的体检日数据已剔除。

日人均服务量与各区高招规模、医疗机构人力资源情况直接相关，亦可间接反映高招指定医疗机构工作压力情况。

（二）中招体检

2021 年北京市共有 84 913 人参加中招体检，与 2020 年相比增加 4218 人，增加了 5.23%。各中招体检医疗机构日人均服务量见表 3-6，各科日人均服务量见表 3-7。

表 3-6 2021 年北京市各中招体检医疗机构日人均服务量

机构名称	体检时间/天	总服务量/人	日人均服务量/人
北京市东城区中小学卫生保健所	16	6 203	388
北京市体检中心航天桥门诊部	19	9 045	477
北京市体检中心马甸部	40	10 242	257
北京市海淀区体育运动与卫生健康促进中心	30	17 894	597
北京市体检中心丰台部	16	4 779	299
北京市石景山区中小学卫生保健所	15	1 804	121
北京市门头沟区中小学卫生保健所	7	1 247	179
北京市房山区中小学卫生保健所	18	4 828	269

机构名称	体检时间/天	总服务量/人	日人均服务量/人
北京市房山区燕山医院	5	440	88
北京市通州区中小学卫生保健所	17	5 495	324
北京市顺义区中小学卫生保健所	15	4 874	325
北京市昌平区医院	13	3 900	300
北京市大兴区学生体育健康中心	15	4 893	327
北京市怀柔区中小学卫生保健所	22	1 958	89
北京市平谷区中小学卫生保健所	12	2 231	186
北京市密云区中小学卫生保健所	14	3 094	221
北京市延庆区中小学卫生保健站	9	1 666	167
首钢集团有限公司矿山医院	3	320	107
全市平均	16	4 717	262

注：各区日人均服务量≤20 人的体检日数据已剔除。北京市体检中心马甸部、丰台部及航天桥门诊部分别承接了朝阳区、丰台区和西城区中小学保健所委托的中招体检任务，表 3-6 中三区的日人均服务量为北京市体检中心三个分院的数据。

表 3-7　2021 年北京市各中招体检医疗机构各科日人均服务量　（单位：人）

机构名称	日人均服务量								
	主检	外科	身高体重	视力	眼科	血压	内科	听力	耳鼻喉科
北京市东城区中小学卫生保健所	222	296	148	63	83	164	109	327	164
北京市体检中心航天桥门诊部	168	252	252	126	168	126	168	503	252
北京市体检中心马甸部	70	42	59	25	59	42	59	37	49
北京市海淀区体育运动与卫生健康促进中心	560	299	299	120	597	150	120	597	597
北京市体检中心丰台部	126	123	368	62	74	171	86	368	123
北京市石景山区中小学卫生保健所	121	121	121	61	121	121	61	121	61
北京市门头沟区中小学卫生保健所	179	90	90	90	179	90	90	179	90
北京市房山区中小学卫生保健所	242	269	269	85	255	230	115	97	97
北京市房山区燕山医院	88	88	88	88	88	88	88	88	88
北京市通州区中小学卫生保健所	306	153	306	77	77	77	77	306	306
北京市顺义区中小学卫生保健所	111	233	233	53	212	117	117	222	222
北京市昌平区医院	279	150	150	56	56	100	100	300	300
北京市大兴区中小学卫生保健所	377	153	153	102	102	233	117	306	306
北京市怀柔区中小学卫生保健所	89	89	89	89	89	89	89	89	89
北京市平谷区中小学卫生保健所	203	186	186	86	172	62	93	80	160
北京市密云区中小学卫生保健所	221	111	111	111	111	111	111	111	111
北京市延庆区中小学卫生保健站	139	28	28	186	186	152	21	167	56
首钢集团有限公司矿山医院	32	22	27	54	107	54	27	80	80

注：各区日人均服务量≤20 人的体检日数据已剔除。北京市体检中心马甸部、丰台部及航天桥门诊部分别承接了朝阳区、丰台区和西城区中小学保健所委托的中招体检任务，表 3-7 中三区的各科日人均服务量为北京市体检中心三个分院的数据。

　　各区中招规模、医疗机构人力资源情况与日人均服务量相关，亦可间接反映中招体检各区工作压力情况。

（三）机动车驾驶员体检

　　2021 年北京市机动车驾驶员体检 465 380 人，与 2020 年相比增加 6357 人，增加了 1.38%。体检量排名前五位的区为朝阳区（88 965 人）、大兴区（76 705 人）、顺义区（66 637 人）、房山区（51 989 人）、东城区（27 007 人），以上区体检总量占全市机动车驾驶员体检总量的 66.89%（图 3-2）。

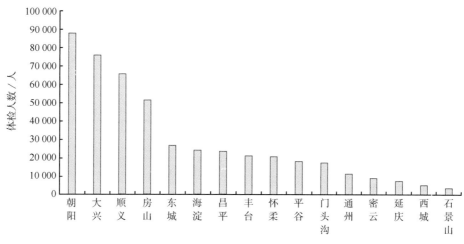

图 3-2　2021 年北京市各区机动车驾驶员体检量

（四）公务员录用体检

依据相关文件规定，北京市 24 家承担公务员录用体检工作的医疗机构应在做好公务员录检信息化系统建设的同时，落实数据统计上报工作。目前该项工作仍在逐步推进中。2021 年 17 家医疗机构已完成公务员体检信息化系统的安装工作。下一步，卫生行政部门会持续关注，督促公务员录用体检医疗机构落实相关工作，完善统计数据。

（五）教师资格认定体检

2021 年北京市教师资格认定体检 33 586 人，与 2020 年相比增加 15 939 人，增加了 90.32%。体检量排名前五位的区为海淀区（9669 人）、东城区（5819 人）、房山区（2616 人）、朝阳区（2545 人）、通州区（2031 人），以上区体检总量占全市教师资格认定体检总量的 67.53%（图 3-3）。

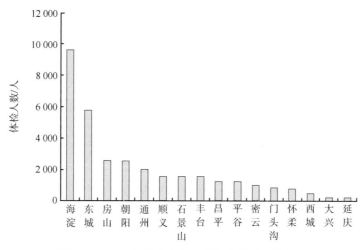

图 3-3　2021 年北京市各区教师资格认定体检量

（六）药品从业人员体检

2021 年北京市药品从业人员体检 10 033 人，与 2020 年相比增加 392 人，增加了 4.07%。体检量排名前五位的区为东城区（2501 人）、顺义区（994 人）、海淀区（947 人）、密云区（588 人）、昌平区（544 人），以上区体检总量占全市药品从业人员体检总量的 55.56%（图 3-4）。

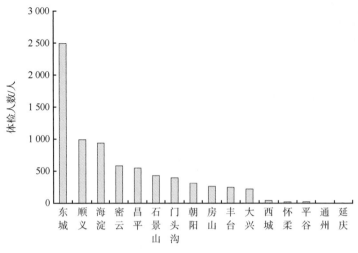

图 3-4　2021 年北京市各区药品从业人员体检量

（七）残疾人机动轮椅车驾驶员体检

2021 年北京市残疾人机动轮椅车驾驶员体检 2303 人，与 2020 年相比增加 568 人，增加了 32.74%。体检量排名前五位的区为丰台区（780 人）、朝阳区（463 人）、石景山区（273 人）、海淀区（165 人）、东城区（145 人），以上区体检总量占全市残疾人机动轮椅车驾驶员体检总量的 79.29%（图 3-5）。

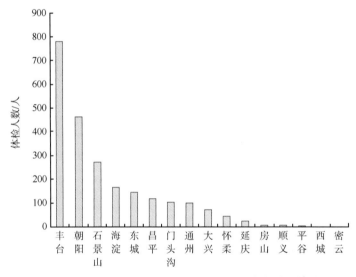

图 3-5　2021 年北京市各区残疾人机动轮椅车驾驶员体检量

第四章

体征检出情况

一、专项体检体征检出情况

（一）高招体检情况

依据高招体检政策文件，涉及体检是否合格的判定标准有 6 条，涉及专业受限的标准有 5 条。下文中，完全合格人数指高招体检项目完全合格，且无专业受限的人数；基本合格人数指依据体检标准在合格范围内，但是存在专业受限的人数。2021 年北京市参加高招体检的人数为 50 830 人，男生 25 722 人，女生 25 108 人。高招体检中完全合格 5944 人，占总体检人数的 11.69%；基本合格 44 874 人，占总体检人数的 88.28%；不合格 12 人，占总体检人数的 0.02%。不合格原因主要为肺结核（表 4-1）。

表 4-1　2021 年北京市高招体检总体情况　　　　　　　　　　　　　（单位：人）

体检情况	合计	男生人数	女生人数
	50 830	25 722	25 108
完全合格	5 944	3 670	2 274
基本合格	44 874	22 045	22 829
不合格	12	7	5

2021 年北京市高招体检异常指标检出率前五位为视力不良、身高不足、超重、肥胖、体重过轻。与 2020 年度相比较，顺位排序未发生变化。视力和体重问题一直居阳性体征高位，与 2020 年数字基本持平，提示应进一步加强青少年健康教育，强化健康指导和管理。

2021 年北京市高招体检中检出视力不良 44 691 人，检出率为 87.92%。北京市各区情况中，男生视力不良检出率高于全市平均线的区为密云区、朝阳区、丰台区、通州区、西城区、石景山区和东城区，其中密云区检出率最高；女生视力不良检出率高于全市平均线的区为密云区、顺义区、延庆区、通州区、朝阳区、怀柔区、门头沟区、丰台区、平谷区、房山区和东城区，其中密云区检出率最高（表 4-2）。

表 4-2　2021 年北京市各区高招体检视力不良检出情况

各区	男生检出情况		各区	女生检出情况	
	人数/人	检出率/%		人数/人	检出率/%
全市	21 860	84.99	全市	22 831	90.93
密云	791	88.18	密云	855	94.48
朝阳	2 086	87.76	顺义	1 396	93.69
丰台	1 174	87.74	延庆	518	93.50
通州	1 124	87.20	通州	1 283	93.17
西城	2 605	86.75	朝阳	2 323	92.55
石景山	657	86.45	怀柔	545	92.53
东城	2 005	85.54	门头沟	430	92.47

各区	男生检出情况		各区	女生检出情况	
	人数/人	检出率/%		人数/人	检出率/%
顺义	1 247	84.83	丰台	1 243	92.28
海淀	5 159	83.86	平谷	592	91.64
延庆	408	83.78	房山	1 330	91.28
大兴	1 040	83.20	东城	2 092	90.96
房山	1 191	83.05	西城	2 588	90.49
门头沟	395	82.64	石景山	727	90.42
平谷	616	81.05	大兴	1 140	89.62
怀柔	466	81.04	海淀	4 826	88.44
昌平	896	80.87	昌平	943	87.72

注：按男女视力不良检出率降序排列。

2021 年北京市高招体检男生平均身高 177cm，女生平均身高 164cm。与 2020 年度男、女生平均身高持平。其中，男生平均身高低于全市平均水平的区为大兴区、房山区、门头沟区、密云区、顺义区和延庆区；女生平均身高低于全市平均水平的区为昌平区、门头沟、顺义区和房山区（表 4-3）。

表 4-3　2021 年北京市各区高招体检考生平均身高　　　　（单位：cm）

各区	男生平均身高	各区	女生平均身高
全市	177	全市	164
东城	178	西城	166
西城	178	朝阳	165
昌平	177	东城	165
朝阳	177	海淀	165
丰台	177	延庆	165
海淀	177	大兴	164
怀柔	177	丰台	164
平谷	177	怀柔	164
石景山	177	密云	164
通州	177	平谷	164
大兴	176	石景山	164
房山	176	通州	164
门头沟	176	昌平	163
密云	176	门头沟	163
顺义	176	顺义	163
延庆	175	房山	162

注：按男女平均身高降序排列。

2021 年北京市高招体检男生全市平均超重、肥胖率 47.26%，较 2020 年度增长 2.80%。检出率高于全市平均水平的共有 9 个区，分别为怀柔区、顺义区、房山区、大兴区、密云区、平谷区、石景山区、朝阳区和昌平区；女生全市平均超重、肥胖率 28.57%，较 2020 年度增长 4.46%。检出率高于全市平均线的共有 12 个区，分别为密云区、房山区、平谷区、大兴区、怀柔区、石景山区、通州区、昌平区、顺义区、延庆区、朝阳区和门头沟区（表 4-4、表 4-5）。

表 4-4 2021 年北京市各区高招体检男生超重、肥胖检出情况

各区	超重人数/人	肥胖人数/人	体检总人数/人	超重、肥胖率/%
全市	6 408	5 748	25 722	47.26
怀柔	154	165	575	55.48
顺义	389	414	1 470	54.63
房山	366	380	1 434	52.02
大兴	329	309	1 250	51.04
密云	203	252	897	50.72
平谷	158	223	760	50.13
石景山	175	199	760	49.21
朝阳	584	567	2 377	48.42
昌平	260	265	1 108	47.38
门头沟	113	106	478	45.82
通州	293	295	1 289	45.62
海淀	1 613	1184	6 152	45.46
延庆	99	122	487	45.38
丰台	334	268	1 338	44.99
东城	582	456	2 344	44.28
西城	756	543	3 003	43.26

表 4-5 2021 年北京市各区高招体检女生超重、肥胖检出情况

各区	超重人数/人	肥胖人数/人	体检总人数/人	超重、肥胖率/%
全市	4 382	2 791	25 108	28.57
密云	179	139	905	35.14
房山	320	191	1 457	35.07
平谷	127	93	646	34.06
大兴	257	174	1 272	33.88
怀柔	105	92	589	33.45
石景山	150	108	804	32.09
通州	256	183	1 377	31.88
昌平	189	141	1 075	30.70
顺义	284	172	1 490	30.60
延庆	93	71	554	29.60
朝阳	427	292	2 510	28.65
门头沟	88	45	465	28.60
丰台	211	165	1 347	27.91
东城	393	222	2 300	26.74
海淀	870	478	5 457	24.70
西城	433	225	2 860	23.01

2021 年北京市高招体检全市检出肺结核 12 例，较上年度增加 1 例。汇总 2017～2021 年五年肺结核检出情况见图 4-1。

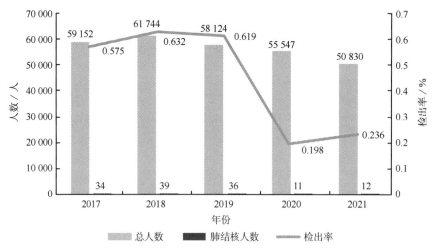

图 4-1　2017～2021 年北京市高招体检肺结核检出情况

2021 年北京市高招体检共检出转氨酶异常[丙氨酸转氨酶（ALT）异常]1161 例。2017～2021 五年检出情况见图 4-2。

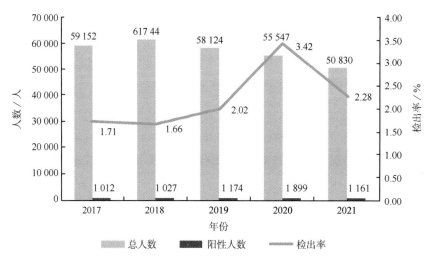

图 4-2　2017～2021 年北京市高招体检转氨酶异常（ALT 异常）检出情况

（二）中招体检情况

依据中招体检政策文件，下文中完全合格人数指中招体检项目完全合格，且无专业受限的人数；基本合格人数指依据体检标准在合格范围内，但是存在专业受限的人数。2021 年北京市参加中招体检的人数为 84 913 人，男生 44 759 人，女生 40 154 人。中招体检中完全合格 15 998 人，占总体检人数的 18.84%；基本合格 68 909 人，占总体检人数的 81.15%；不合格 6 人，占总体检人数的 0.01%。不合格原因均为肺结核（表 4-6）。

表 4-6　2021 年北京市中招体检总体情况　　　　　　　　（单位：人）

体检情况	合计	男生人数	女生人数
	84 913	44 759	40 154
完全合格	15 998	9 602	6 396
基本合格	68 909	35 155	33 754
不合格	6	2	4

2021 年北京市中招体检异常指标检出率前五位为视力不良、身高不足、肥胖、超重、色觉异常。视力和体重问题一直居阳性体征高位，与 2020 年数字基本持平，提示应进一步加强青少年健康教育，强化健康

指导和管理。

2021 年北京市中招体检检出视力不良 67 944 人，检出率为 80.02%。全市各区情况中，男生视力不良检出率高于全市平均线的区为通州区、门头沟区、石景山区、昌平区、怀柔区、丰台区、西城区、朝阳区、顺义区和平谷区，其中通州区检出率最高；女生视力不良检出率高于全市平均线的区为门头沟区、通州区、怀柔区、昌平区、平谷区、丰台区、顺义区、石景山区、房山区、朝阳区、西城区、大兴区和密云区，其中门头沟区检出率最高（表 4-7）。

表 4-7　2021 年北京市各区中招体检视力不良检出情况

各区	男生情况		各区	女生情况	
	人数/人	检出率/%		人数/人	检出率/%
全市	34 330	76.68	全市	33 614	83.71
通州	2 389	82.41	门头沟	508	88.35
门头沟	548	81.55	通州	2 286	88.02
石景山	914	81.32	怀柔	856	87.26
昌平	1 654	79.56	昌平	1 583	86.79
怀柔	773	79.12	平谷	952	86.62
丰台	1 974	78.83	丰台	1 959	86.03
西城	3 675	78.48	顺义	1 971	85.58
朝阳	4 168	78.36	石景山	856	85.51
顺义	1 998	77.65	房山	2 133	85.46
平谷	869	76.77	朝阳	4 152	84.98
大兴	1 960	75.76	西城	3 685	84.44
东城	2 482	75.65	大兴	1 946	84.32
密云	1 185	75.19	密云	1 272	83.74
房山	2 080	74.95	东城	2 408	82.10
延庆	663	74.58	延庆	628	80.72
海淀	6 998	72.23	海淀	6 419	78.16

注：按男女生视力不良检出率降序排列。

2021 年北京市中招体检男生平均身高 174cm，女生平均身高 163cm。其中，男生平均身高低于全市平均水平的区为房山区、门头沟区和通州区；女生平均身高低于全市平均水平的区为通州区（表 4-8）。

表 4-8　2021 年北京市中招体检各区考生平均身高　　　　　　　（单位：cm）

各区	男生平均身高	各区	女生平均身高
全市	174	全市	163
东城	176	西城	165
西城	176	东城	164
石景山	174	海淀	164
昌平	174	怀柔	164
朝阳	174	昌平	163
大兴	174	朝阳	163
丰台	174	大兴	163
海淀	174	房山	163
怀柔	174	丰台	163
密云	174	门头沟	163
平谷	174	密云	163
顺义	174	平谷	163
延庆	174	石景山	163

续表

各区	男生平均身高	各区	女生平均身高
房山	173	顺义	163
门头沟	173	延庆	163
通州	173	通州	162

注：按男女生平均身高降序排列。

　　2021 年北京市中招体检男生全市平均超重、肥胖率 38.04%，与 2020 年度比较，平均超重、肥胖率降低 5.08%。检出率高于全市平均线的共 11 个区，分别是密云区、顺义区、平谷区、门头沟区、通州区、丰台区、大兴区、石景山区、朝阳区、房山区和怀柔区；女生全市平均超重、肥胖率 24.33%，与 2020 年度比较，平均超重、肥胖率降低 0.17%。女生超重、肥胖检出率高于全市平均线的共 12 个区，分别是密云区、顺义区、石景山区、平谷区、通州区、房山区、怀柔区、门头沟区、昌平区、丰台区、朝阳区和大兴区（表 4-9、表 4-10）。

表 4-9　2021 年北京市各区中招体检男生超重、肥胖检出情况

各区	超重人数/人	肥胖人数/人	体检总人数/人	超重、肥胖率/%
全市	6 812	10 216	44 759	38.04
密云	244	467	1 576	45.11
顺义	448	707	2 573	44.89
平谷	178	308	1 132	42.93
门头沟	83	203	672	42.56
通州	444	754	2 899	41.32
丰台	326	686	2 504	40.42
大兴	398	630	2 587	39.74
石景山	167	279	1 124	39.68
朝阳	869	1 218	5 319	39.24
房山	386	701	2 775	39.17
怀柔	140	237	977	38.59
昌平	274	499	2 079	37.18
延庆	122	199	889	36.11
东城	492	650	3 281	34.81
海淀	1 499	1 826	9 689	34.32
西城	742	852	4 683	34.04

表 4-10　2021 年北京市各区中招体检女生超重、肥胖检出情况

各区	超重人数/人	肥胖人数/人	体检总人数/人	超重、肥胖率/%
全市	4 934	4 835	40 154	24.33
密云	238	265	1 519	33.11
顺义	314	392	2 303	30.66
石景山	157	140	1 001	29.67
平谷	145	178	1 099	29.39
通州	402	358	2 597	29.26
房山	338	369	2 496	28.33
怀柔	135	141	981	28.13

续表

各区	超重人数/人	肥胖人数/人	体检总人数/人	超重、肥胖率/%
门头沟	73	83	575	27.13
昌平	223	264	1 824	26.70
丰台	279	325	2 277	26.53
朝阳	653	622	4 886	26.09
大兴	262	318	2 308	25.13
延庆	88	100	778	24.16
东城	304	259	2 933	19.20
海淀	860	680	8 213	18.75
西城	463	341	4 364	18.42

2021年北京市中招体检检出肺结核6例，较2020年度减少16例。2017～2021年五年肺结核检出情况见图4-3。

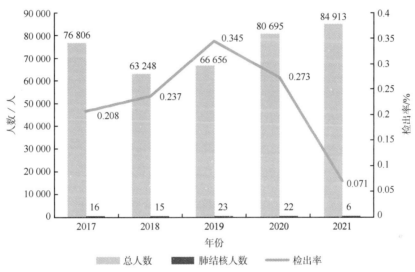

图4-3 2017～2021年北京市中招体检肺结核检出情况

2021年北京市中招体检全市共检出转氨酶异常（ALT异常）923例，2017～2021年五年检出情况见图4-4。

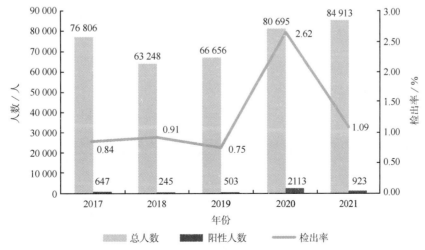

图4-4 2017～2021年北京市中招体检转氨酶异常（ALT异常）检出情况

二、健康体检体征检出情况

（一）前十位异常体征检出率

针对北京市健康体检中检出率较高的异常体征，按顺位展示其检出情况（表 4-11）。

表 4-11　2021 年北京市健康体检前十位异常体征检出率

序号	男性异常体征	检出率/%	序号	女性异常体征	检出率/%
1	血脂异常	39.08	1	乳腺增生	38.42
2	超重	31.82	2	甲状腺结节	32.69
3	脂肪肝	30.72	3	血脂异常	29.40
4	骨量减少/骨质疏松	27.98	4	骨量减少/骨质疏松	26.25
5	甲状腺结节	26.40	5	超重	18.66
6	血尿酸升高	21.64	6	幽门螺杆菌阳性	17.85
7	幽门螺杆菌阳性	18.84	7	脂肪肝	16.09
8	血压增高	17.77	8	子宫肌瘤	15.48
9	肥胖	17.34	9	痔疮	15.17
10	颈动脉斑块	16.29	10	龋齿	15.15

（二）各年龄段前五位异常体征

按健康体检异常体征检出率统计，男性各年龄段人群身体状况如下：60 岁以下男性主要以血脂异常、超重和脂肪肝等为主，60 岁以上男性主要以骨量减少/骨质疏松、颈动脉斑块等为主（表 4-12）。

表 4-12　2021 年北京市男性各年龄段前五位异常体征

序号	男性各年龄段异常体征						
	18～29 岁	30～39 岁	40～49 岁	50～59 岁	60～69 岁	70～79 岁	80 岁及以上
1	血脂异常	血脂异常	血脂异常	血脂异常	甲状腺结节	骨量减少/骨质疏松	颈动脉斑块
2	超重	超重	脂肪肝	超重	血脂异常	颈动脉斑块	骨量减少/骨质疏松
3	脂肪肝	脂肪肝	超重	甲状腺结节	骨量减少/骨质疏松	甲状腺结节	甲状腺结节
4	血尿酸升高	血尿酸升高	骨量减少/骨质疏松	脂肪肝	颈动脉斑块	年龄相关性白内障（老年性白内障）	年龄相关性白内障（老年性白内障）
5	骨量减少/骨质疏松	骨量减少/骨质疏松	甲状腺结节	骨量减少/骨质疏松	超重	前列腺增生	血压增高

按健康体检异常体征检出率统计，女性各年龄段人群身体状况如下：60 岁以下女性主要以乳腺增生、甲状腺结节和血脂异常为主，60 岁以上女性主要以骨量减少/骨质疏松、甲状腺结节、血脂异常等为主（表 4-13）。

表 4-13　2021 年北京市女性各年龄段前五位异常体征

序号	女性各年龄段异常体征						
	18～29 岁	30～39 岁	40～49 岁	50～59 岁	60～69 岁	70～79 岁	80 岁及以上
1	乳腺增生	乳腺增生	乳腺增生	甲状腺结节	骨量减少/骨质疏松	骨量减少/骨质疏松	骨量减少/骨质疏松
2	甲状腺结节	甲状腺结节	甲状腺结节	血脂异常	甲状腺结节	甲状腺结节	颈动脉斑块
3	血脂异常	血脂异常	血脂异常	乳腺增生	血脂异常	血脂异常	甲状腺结节
4	龋齿	骨量减少/骨质疏松	子宫肌瘤	骨量减少/骨质疏松	乳腺增生	颈动脉斑块	血压增高
5	幽门螺杆菌阳性	幽门螺杆菌阳性	超重	子宫肌瘤	脂肪肝	血压增高	血脂异常

三、健康体检主要异常体征检出情况分析

（一）血脂异常

1. 概述

常规测定的血脂是指血清中的胆固醇（TC）、甘油三酯（TG）和类脂（如磷脂）等的总称。血脂异常通常指血清中胆固醇和（或）甘油三酯水平升高，也泛指包括低高密度脂蛋白胆固醇（high-density lipoprotein cholesterol，HDL-C）血症在内的各种血脂异常[1]。目前动脉粥样硬化性心血管疾病（atherosclerotic cardiovascular disease，ASCVD）成为我国居民首位死亡原因。血脂异常为 ASCVD 发生发展中最主要的致病性危险因素[2]。2019 年我国农村和城市心血管疾病分别占死因的 46.74% 和 44.26%，每 5 例死亡中就有 2 例死于心血管疾病[3]。研究显示，我国人群中与 ASCVD 关系最为密切的低密度脂蛋白胆固醇（LDL-C）水平显著升高，≥4.14mmol/L 者达 8.1%，≥3.4mmol/L 者达 26.3%，仅 39% 的人 LDL-C 处于理想水平（≤2.6mmol/L）。目前我国≥18 岁人群血脂异常知晓率、治疗率和控制率仅为 31%、19.5% 和 8.9%[4]。

对于体检中早期检出血脂异常个体，监测其血脂水平变化是有效实施 ASCVD 防治措施的重要基础，筛查对象建议为：

（1）有 ASCVD 病史者。

（2）存在多项 ASCVD 危险因素（如高血压、糖尿病、肥胖、吸烟）的人群。

（3）有早发性心血管病家族史者（指男性一级直系亲属在 55 岁前或女性一级直系亲属在 65 岁前患缺血性心血管病）。

（4）有家族性高脂血症，或皮肤、肌腱黄色瘤及跟腱增厚者[2]。

2. 血脂异常检出情况

2021 年体检数据显示，北京市体检人群血脂异常检出率为 34.44%，其中男性平均检出率为 39.08%，女性平均检出率为 29.40%，各年龄段血脂异常检出情况见表 4-14～表 4-16、图 4-5。

表 4-14　2021 年北京市各年龄段血脂异常检出情况

年龄/岁	体检人数/人	血脂异常人数/人	检出率/%
合计	3 063 539	1 055 218	34.44
18～29	474 603	104 695	22.06
30～39	965 312	292 153	30.27
40～49	662 929	250 330	37.76
50～59	486 755	206 663	42.46
60～69	296 143	129 038	43.57
70～79	127 427	52 525	41.22
≥80	50 370	19 814	39.34

表 4-15　2021 年北京市男性各年龄段血脂异常检出情况

年龄/岁	体检人数/人	血脂异常人数/人	检出率/%
合计	1 596 325	623 835	39.08
18～29	230 270	63 694	27.66
30～39	497 614	187 968	37.77
40～49	347 236	152 982	44.06
50～59	277 206	119 974	43.28
60～69	152 705	64 049	41.94
70～79	63 353	24 857	39.24
≥80	27 941	10 311	36.90

表 4-16　2021 年北京市女性各年龄段血脂异常检出情况

年龄/岁	体检人数	血脂异常人数	检出率/%
合计	1 467 214	431 383	29.40
18～29	244 333	41 001	16.78
30～39	467 698	104 185	22.28
40～49	315 693	97 348	30.84
50～59	209 549	86 689	41.37
60～69	143 438	64 989	45.31
70～79	64 074	27 668	43.18
≥80	22 429	9 503	42.37

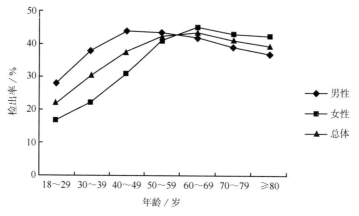

图 4-5　2021 年北京市各年龄段血脂异常检出情况

2017～2021 年总体人群（男+女）血脂异常检出率分别为 29.90%、32.78%、32.43%、33.07%、34.44%，男性人群为 34.83%、38.54%、36.39%、37.85%、39.08%，女性人群为 24.04%、26.70%、28.38%、27.91%、29.40%，总体呈逐年增高趋势，5 年增高 4.54%，男性增高 4.25%，女性增高 5.36%，男性血脂异常检出率高于女性。

3. 分析

2021 年北京市体检统计结果显示，血脂异常总人数 1 055 218 人，其中男性为 623 835 人，女性为 431 383 人。总体人群（男+女）、男性及女性人群血脂异常检出率分别为 34.44%、39.08% 及 29.40%，男性血脂异常总体检出率明显高于女性，尤其是 50 岁以前的各年龄段；男性人群血脂异常检出率在 40～49 岁年龄段达到峰值，然后随着年龄增长逐渐下降。女性人群血脂异常检出率从 50 岁（围绝经期）开始明显升高，并一直持续到 80 岁以后，与男性随着年龄增长逐渐下降不同。

应用 SPSS17.0 软件对相关数据进行统计学分析，使用 χ^2 检验，以 $P<0.05$ 为差异有统计学意义。结果如下：男性人群检出率（39.08%）明显高于女性人群（29.40%），$\chi^2=24086.56$，$P<0.001$，差异有统计学意义。此外，在 18～29 岁组、30～39 岁组、40～49 岁组、50～59 岁组、60～69 岁组、70～79 岁组和≥80 岁组进行男女比较，χ^2 分别为 7381.36、21645.81、9153.53、87.64、432.74、475.53 和 35.89，均为 $P<0.001$，差异有统计学意义，其中 18～29 岁组、30～39 岁组、40～49 岁组、50～59 岁组男性血脂异常检出率高于女性，60～69 岁组、70～79 岁组和≥80 岁组女性血脂异常检出率高于男性。

从图 4-5 可以看出，男性在 50 岁之前，血脂异常检出率随年龄增长逐渐升高，可能与高脂饮食、工作压力大、缺乏运动及生活不规律等因素有关；女性在 60 岁之前，血脂异常检出率随年龄增长逐渐升高，但检出率低于男性，60 岁以后检出率高于男性，考虑与女性雌激素水平降低有关。

2017～2021 年 5 年间血脂异常检出率总体人群、男性及女性人群都呈逐年增高趋势。

4. 健康管理建议

血脂异常是心血管疾病重要的危险因素之一。基于中国健康与营养调查（CHNS）数据的一项预测研究发现，2016～2030 年开展调脂治疗可以避免 970 万例急性心肌梗死和 780 万例脑卒中事件，避免 340 万心血管疾病患者死亡[5]，因此进行血脂异常管理已经刻不容缓。全面评价 ASCVD 总体危险是防治血脂异常的必要前提，不仅有助于确定血脂异常患者的调脂治疗决策，也有助于临床医生针对多重危险因素制订个体化的综合治疗策略，从而最大程度地降低患者 ASCVD 总体危险。在进行危险评估时，已诊断 ASCVD 者直接被列为极高危人群；符合如下条件之一者直接被列为高危人群：①LDL-C≥4.9mmol/L；②1.8mmol/L≤LDL-C＜4.9mmol/L 且年龄在 40 岁以上的糖尿病患者；③慢性肾脏病（CKD）3/4 期。符合上述条件的极高危和高危人群不需要按危险因素个数进行 ASCVD 危险分层。所有不具备以上 3 种情况的个体，进行未来 10 年 ASCVD 总体发病危险评估，按照不同组合 10 年发病平均危险分为低危、中危和高危[1]。在综合策略调脂治疗中，对降低 LDL-C 目标值推荐为：①糖尿病合并 ASCVD 高危患者 LDL-C 目标值为＜1.8mmol/L 或较基线下降＞50%；②非糖尿病的 ASCVD 高危患者 LDL-C 目标值为＜2.6mmol/L；③ASCVD 中危患者 LDL-C 目标值为＜2.6mmol/L；④ASCVD 低危患者 LDL-C 目标值为＜3.4mmol/L[4]。

血脂异常检出率呈逐年增高趋势，可能与我国居民膳食结构发生了很大变化有关，最为显著的是脂肪供能比呈上升趋势，农村脂肪供能比首次突破 30%推荐上限。而谷物、豆类、水果和蔬菜等摄入不足，膳食结构仍不合理。血脂异常除遗传因素外，明显与饮食及生活方式有关，无论是否进行药物治疗，都必须坚持控制饮食和改善生活方式。对于血脂异常个体，需要控制膳食胆固醇摄入，更应限制摄入富含饱和脂肪酸的食物，包括大部分饼干、糕点、薯条等油炸食品和加工零食，这些食物在制作过程中往往会使用（人造）黄油、奶油和可可脂等，容易含有较高的饱和脂肪酸及反式脂肪酸。烹调油应选择菜籽油、玉米油、葵花籽油、橄榄油等植物油，并调换使用[6]。生活方式干预，推荐坚持规律的中等强度代谢运动，建议每周 5～7 天、每次 30 分钟；严格戒烟，限制饮酒；维持健康体重[体重指数（BMI）20.0～23.9kg/m²]；不熬夜，改善睡眠。在生活方式干预的基础上仍然没有达标的个体，建议到医院就诊，应用他汀类等降低胆固醇的药物进一步治疗。

参 考 文 献

[1] 中国成人血脂异常防治指南修订联合委员会. 中国成人血脂异常防治指南（2016 年修订版）. 中国循环杂志, 2016, 31（10）: 937-950.

[2] 中华医学会. 血脂异常基层诊疗指南（实践版·2019）. 中华全科医师杂志, 2019, 18（5）: 417-421.

[3] 国家心血管病中心. 中国心血管健康与疾病报告 2021. 北京: 科学出版社, 2022.

[4] 中华医学会心血管病学分会, 中国康复医学会心脏预防与康复专业委员会, 中国老年学和老年医学会心脏专业委员会, 等. 中国心血管病一级预防指南. 中华心血管病杂志, 2020, 48（12）: 1000-1038.

[5] 中国心血管健康与疾病报告编撰组. 中国心血管健康与疾病报告 2019 概要. 中国循环杂志, 2020, 35（9）: 833-854.

[6] 顾东风, 翁建平, 鲁向锋. 中国健康生活方式预防心血管代谢疾病指南. 中国循环杂志, 2020, 35（3）: 209-230.

（二）血压增高

1. 概述

血压增高是高血压的临床表现，是血液在血管中流动时对血管壁造成的压力值持续高于正常的现象。高血压是全球心血管疾病的主要死因，是心血管疾病的重要危险因素[1]，大多数患者可在没有任何症状时发病，并且会导致冠心病、脑卒中等诸多并发症，还会伴有不同程度的肾功能损伤。高血压患病率仍在不断上升[2]，当前我国面临人口老龄化与心血管代谢危险因素流行加剧的形势，实现高血压人群的健康管理及提升心血管疾病风险意识已成为重要公共卫生任务之一[3]。有调查显示，我国 18 岁及以上成人中高血压患病率高达 23.2%（2.445 亿），而对高血压的认识、治疗和控制水平仍较低[4]。

2. 血压增高检出情况

本次统计结果显示，血压检测总人数 4 093 073 人，其中男性 2 141 688 人（占 52.32%），女性 1 951 385

人（占 47.68%）。共检出血压增高人数 581 529 人，其中男性 380 515 人（占 65.43%），女性 201 014 人（占 34.57%）。总体血压增高检出率为 14.21%，男性血压增高检出率为 17.77%，女性血压增高检出率为 10.30%。具体检出情况见表 4-17～表 4-19、图 4-6。

表 4-17　2021 年北京市各年龄段血压增高检出情况

年龄/岁	体检人数/人	血压增高人数/人	检出率/%
合计	4 093 073	581 529	14.21
18～29	807 789	47 820	5.92
30～39	1 325 477	111 334	8.40
40～49	841 488	120 522	14.32
50～59	592 750	133 405	22.51
60～69	334 469	96 433	28.83
70～79	137 105	49 280	35.94
≥80	53 995	22 735	42.11

表 4-18　2021 年北京市男性各年龄段血压增高检出情况

年龄/岁	体检人数/人	血压增高人数/人	检出率/%
合计	2 141 688	380 515	17.77
18～29	404 897	36 887	9.11
30～39	689 627	85 994	12.47
40～49	445 151	83 659	18.79
50～59	337 434	87 456	25.92
60～69	167 735	50 523	30.12
70～79	67 250	23 856	35.47
≥80	29 594	12 140	41.02

表 4-19　2021 年北京市女性各年龄段血压增高检出情况

年龄/岁	体检人数/人	血压增高人数/人	检出率/%
合计	1 951 385	201 014	10.30
18～29	402 892	10 933	2.71
30～39	635 850	25 340	3.99
40～49	396 337	36 863	9.30
50～59	255 316	45 949	18.00
60～69	166 734	45 910	27.53
70～79	69 855	25 424	36.40
≥80	24 401	10 595	43.42

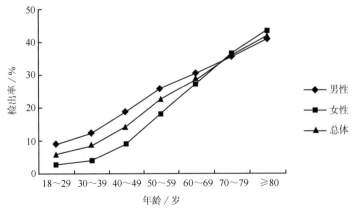

图 4-6　2021 年北京市各年龄段血压增高检出情况

3. 分析

本次统计结果显示，血压增高男性检出率高于女性。从图表中可以看出，无论男性还是女性，都有血压增高检出率随年龄增加而上升的趋势，在 18～69 岁年龄段男性血压增高检出率高于女性，而在 70 岁及以上年龄段女性血压增高检出率略高于男性。

使用 χ^2 检验对不同性别血压增高检出率进行比较。结果如下：男性人群检出率（17.77%）显著高于女性人群（10.30%），χ^2 值为 46692，$P<0.01$，差异有统计学意义。此外，在 18～29 岁、30～39 岁、40～49 岁、50～59 岁、60～69 岁、70～79 岁、≥80 岁不同年龄段间进行男女比较，χ^2 值分别为 14835、30951、15395、5228.2、272.36、12.605、31.464，所有年龄段检出率差异均具有统计学意义（均为 $P<0.01$）。

对 2017～2021 年总体人群血压增高检出率进行 CAT 趋势检验，结果无统计学意义（$P>0.05$），提示血压增高检出率无随时间变化趋势。对各年不同性别血压增高检出率进行 χ^2 检验，5 年间男性人群血压增高检出率始终高于女性（均为 $P<0.05$）。具体检出情况见表 4-20～表 4-22、图 4-7。

表 4-20　2017～2021 年北京市血压增高检出情况

年份	体检人数/人	血压增高人数/人	检出率/%
2017	3 117 025	443 348	14.22
2018	3 522 080	505 055	14.34
2019	3 404 840	518 621	15.23
2020	2 518 934	357 714	14.20
2021	4 093 073	581 529	14.21

表 4-21　2017～2021 年北京市男性血压增高检出情况

年份	体检人数/人	血压增高人数/人	检出率/%
2017	1 675 648	294 542	17.58
2018	1 829 895	328 779	17.97
2019	1 861 286	349 376	18.77
2020	1 328 399	230 802	17.37
2021	2 141 688	380 515	17.77

表 4-22　2017～2021 年北京市女性血压增高检出情况

年份	体检人数/人	血压增高人数/人	检出率/%
2017	1 441 377	148 806	10.32
2018	1 692 185	176 276	10.42
2019	1 543 554	169 245	10.96
2020	1 190 535	126 912	10.66
2021	1 951 385	201 014	10.30

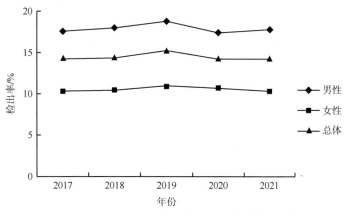

图 4-7　2017～2021 年北京市血压增高检出趋势

4. 健康管理建议

血压增高在各个年龄段均存在，检出率随年龄增长逐步升高，改善高血压相关危险因素，如高钠摄入、低钾摄入、肥胖、饮酒、缺乏体育运动和不健康饮食[5]，对预防和控制高血压起到重要作用。

建议：

（1）加强健康教育：利用各种渠道，宣传普及健康知识，提高人群对高血压的认识[6]。

（2）日常生活管理：养成良好的生活方式，平衡膳食，减少钠盐摄入，控制体重，戒烟限酒，积极运动[7]。

（3）定期进行健康体检。

（4）针对高血压患者，应进行定期随访和日常血压监测，注意血压的管理。

参 考 文 献

[1] Hermida RC，Ayala DE，Fernández JR，et al. Hypertension：New perspective on its definition and clinical management by bedtimetherapy substantially reduces cardiovascular disease risk. Eur J Clin Invest，2018，48（5）：e12909.

[2] 胡志平，飒日娜，王艳平，等. 陕西省35～75岁居民高血压患病、知晓、治疗和控制现状及其影响因素分析. 中国公共卫生，2021，37（5）：812-817.

[3] 王增武. 中国高血压流行和防治现状. 中国心血管病研究，2022，20（8）：673-678.

[4] Wang Z，Chen Z，Zhang L，et al. Status of hypertension in China：Results from the China Hypertension Survey，2012-2015. Circulation，2018，137（22）：2344-2356.

[5] Mills KT，Stefanescu A，He J. The global epidemiology of hypertension. Nat Rev Nephrol，2020，16（4）：223-237.

[6] 聂雪琼，王夏玲，李英华，等. 高血压患者与一般人群健康素养水平比较研究. 中国健康教育，2021，37（5）：387-391.

[7] Hanssen H，Boardman H，Deiseroth A，et al. Personalized exercise prescription in the prevention and treatment of arterial hypertension：A Consensus Document from the European Association of Preventive Cardiology（EAPC）and the ESC Council on Hypertension. Eur J Prev Cardiol，2022，29（1）：205-215.

（三）超重、肥胖、向心性肥胖和腰臀比异常

1. 概述

肥胖是一种复杂的、多因素的、在很大程度上可以预防的慢性疾病，定义为异常或过度的脂肪堆积[1]。在过去 50 年里，肥胖在全球范围内的流行率有所上升，达到了大流行的水平，大大增加了患代谢性疾病（如 2 型糖尿病和脂肪肝）、心血管疾病（如高血压、心肌梗死和脑卒中）、肌肉骨骼疾病（如骨关节炎）、阿尔茨海默病、抑郁症和某些类型癌症（如乳腺癌、卵巢癌、前列腺癌、肝癌、肾癌和结肠癌）的风险，从而导致生活质量和预期寿命的下降[2]。在我国，肥胖已经成为一个严重的公共卫生问题[3]。

体重指数（body mass index，BMI；身体质量指数）是衡量人体肥胖程度的重要指标，BMI 兼顾体重和身高两个因素，主要反映全身性超重和肥胖，即反映的是体内脂肪总量。根据《中国成人超重和肥胖症预防控制指南》推荐的分类标准，超重、肥胖的定义如下：$24kg/m^2 \leq BMI < 28kg/m^2$ 为超重，$BMI \geq 28kg/m^2$ 为肥胖。尽管 BMI 是应用最广泛的评价肥胖的身体测量指标，但研究发现，腹部脂肪堆积的程度与胰岛素抵抗密切相关，又是糖尿病及其心血管病并发症的重要发病环节。腰围（waist circumference，WC）和腰臀比（waist-to-hip ratio，WHpR）作为评价腹型肥胖的身体测量指标，被广泛应用于人群。根据《中国 2 型糖尿病防治指南（2020 年版）》推荐的分类标准，向心性肥胖的定义为男性腰围≥90cm，女性腰围≥85cm。根据亚洲肥胖协作组推荐的分类标准，腰臀比异常的定义为男性腰臀比＞0.9，女性腰臀比＞0.8。

2. 超重和肥胖检出情况

2021 年北京市体检数据显示，总体超重检出率为 25.57%，男性为 31.82%，女性为 18.66%。总体肥胖检出率为 13.15%，男性为 17.34%，女性为 8.53%。总体向心性肥胖检出率为 9.23%，男性为 11.30%，女性为 7.05%。总体腰臀比异常检出率为 10.91%，男性为 12.82%，女性为 8.89%。具体见表 4-23～表 4-28，图 4-8～图 4-11。

表 4-23　2021 年北京市各年龄段超重和肥胖检出情况

年龄/岁	体检人数/人	超重人数/人	肥胖人数/人	超重检出率/%	肥胖检出率/%
合计	4 144 177	1 059 545	545 153	25.57	13.15
18~29	823 029	154 331	81 047	18.75	9.85
30~39	1 343 104	312 033	168 667	23.23	12.56
40~49	844 525	234 168	125 251	27.73	14.83
50~59	600 198	190 421	90 275	31.73	15.04
60~69	340 215	108 345	50 051	31.85	14.71
70~79	137 819	44 478	22 699	32.27	16.47
≥80	55 287	15 769	7 163	28.52	12.96

表 4-24　2021 年北京市男性各年龄段超重和肥胖检出情况

年龄/岁	体检人数/人	超重人数/人	肥胖人数/人	超重检出率/%	肥胖检出率/%
合计	2 175 936	692 362	377 272	31.82	17.34
18~29	412 899	103 619	59 170	25.10	14.33
30~39	703 098	217 285	124 863	30.90	17.76
40~49	448 723	152 138	86 403	33.90	19.26
50~59	341 234	124 054	62 962	36.35	18.45
60~69	171 661	61 820	28 443	36.01	16.57
70~79	67 755	24 075	11 575	35.53	17.08
≥80	30 566	9 371	3 856	30.66	12.62

表 4-25　2021 年北京市女性各年龄段超重和肥胖检出情况

年龄/岁	体检人数/人	超重人数/人	肥胖人数/人	超重检出率/%	肥胖检出率/%
合计	1 968 241	367 183	167 881	18.66	8.53
18~29	410 130	50 712	21 877	12.36	5.33
30~39	640 006	94 748	43 804	14.80	6.84
40~49	395 802	82 030	38 848	20.73	9.82
50~59	258 964	66 367	27 313	25.63	10.55
60~69	168 554	46 525	21 608	27.60	12.82
70~79	70 064	20 403	11 124	29.12	15.88
≥80	24 721	6 398	3 307	25.88	13.38

表 4-26　2021 年北京市各年龄段向心性肥胖和腰臀比异常检出情况

年龄/岁	体检人数/人	向心性肥胖人数/人	腰臀比异常人数/人	向心性肥胖检出率/%	腰臀比异常检出率/%
合计	1 344 459	124 083	146 636	9.23	10.91
18~29	249 778	14 935	14 324	5.98	5.73
30~39	413 435	31 120	33 480	7.53	8.10
40~49	279 524	26 336	30 248	9.42	10.82
50~59	211 619	26 823	33 087	12.68	15.64
60~69	120 553	15 610	20 811	12.95	17.26
70~79	49 221	6 878	9 868	13.97	20.05
≥80	20 329	2 381	4 818	11.71	23.70

表 4-27 2021 年北京市男性各年龄段向心性肥胖和腰臀比异常检出情况

年龄/岁	体检人数/人	向心性肥胖人数/人	腰臀比异常人数/人	向心性肥胖检出率/%	腰臀比异常检出率/%
合计	689 320	77 864	88 362	11.30	12.82
18~29	121 549	10 033	9 238	8.25	7.600
30~39	205 173	21 133	21 627	10.30	10.54
40~49	142 767	17 068	18 439	11.96	12.92
50~59	120 663	17 263	20 999	14.31	17.40
60~69	62 493	7 868	10 862	12.59	17.38
70~79	25 009	3 222	4 617	12.88	18.46
≥80	11 666	1 277	2 580	10.95	22.12

表 4-28 2021 年北京市女性各年龄段向心性肥胖和腰臀比异常检出情况

年龄/岁	体检人数/人	向心性肥胖人数/人	腰臀比异常人数/人	向心性肥胖检出率/%	腰臀比异常检出率/%
合计	665 139	46 219	58 274	7.05	8.89
18~29	128 229	4 902	5 086	3.82	3.97
30~39	208 262	9 987	11 853	4.80	5.69
40~49	136 757	9 268	11 809	6.78	8.64
50~59	90 956	9 560	12 088	10.51	13.29
60~69	58 060	7 742	9 949	13.33	17.14
70~79	24 212	3 656	5 251	15.10	21.69
≥80	8 663	1 104	2 238	12.74	25.83

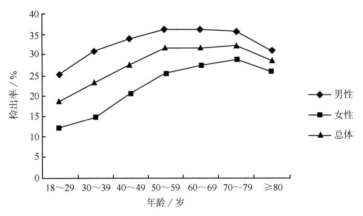

图 4-8 2021 年北京市各年龄段超重检出情况

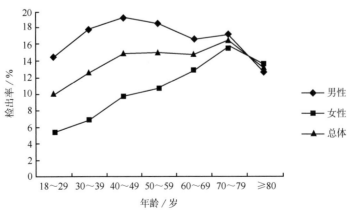

图 4-9 2021 年北京市各年龄段肥胖检出情况

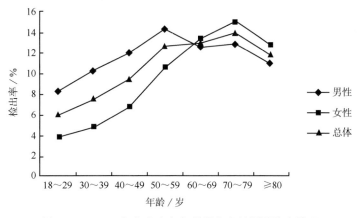

图 4-10　2021 年北京市各年龄段向心性肥胖检出情况

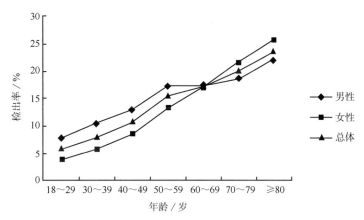

图 4-11　2021 年北京市各年龄段腰臀比异常检出情况

3. 分析

本次统计结果显示，对超重和肥胖来说，总体检人数为 4 144 177 人，其中男性为 2 175 936 人，女性为 1 968 241 人。总体人群、男性人群及女性人群超重检出率分别为 25.57%、31.82% 及 18.66%，男性检出率高于女性；总体人群、男性人群及女性人群肥胖检出率分别为 13.15%、17.34% 及 8.53%，男性检出率高于女性。对向心性肥胖和腰臀比异常来说，总体检人数为 1 344 459 人，其中男性为 689 320 人，女性为 655 139 人。总体人群、男性人群及女性人群向心性肥胖检出率分别为 9.23%、11.30% 及 7.05%，男性检出率高于女性；总体人群、男性人群及女性人群腰臀比异常检出率分别为 10.91%、12.82% 及 8.89%，男性检出率高于女性。从表格和图中都可以看出：男性人群的超重检出率在 18～59 岁随年龄增长而呈升高趋势，在 60 岁以后呈下降趋势；女性人群的超重检出率在 18～79 岁随年龄增长而呈升高趋势，在 ≥80 岁人群中呈下降趋势。男性人群肥胖检出率在 18～49 岁随年龄增长而呈升高趋势，在 ≥50 岁人群中呈下降趋势；女性人群肥胖检出率在 18～79 岁随年龄增长而呈升高趋势，在 ≥80 岁人群中呈下降趋势。男性和女性人群的向心性肥胖检出率在 18～79 岁随年龄增长而呈升高趋势，在 ≥80 岁人群中呈下降趋势。男性人群的向心性肥胖检出率在 18～59 岁随年龄增长而呈升高趋势，50～59 岁检出率最高，随后呈下降趋势；女性人群的向心性肥胖检出率在 18～79 岁随年龄增长而呈升高趋势，在 ≥80 岁人群中呈下降趋势。男性人群的腰臀比异常检出率在 18～59 岁随年龄增长而呈升高趋势，在 60～79 岁有所下降，在 80 岁以后呈升高趋势；女性人群的腰臀比异常检出率随年龄增长而呈升高趋势。

应用 SPSS26.0 软件对相关数据进行统计学分析，使用 χ^2 检验，以 $P<0.05$ 为差异有统计学意义。结果如下：男性人群超重检出率（31.82%）明显高于女性人群（18.66%），χ^2 值为 94100.700，$P<0.0001$，差异有统计学意义；18～29 岁组、30～39 岁组、40～49 岁组、50～59 岁组、60～69 岁组、70～79 岁组和 ≥80 岁组进行男女比较，χ^2 值分别为 21887.525、48691.858、18229.093、7820.799、2771.692、647.893 和 153.008，均为 $P<0.001$，差异有统计学意义。

男性人群肥胖检出率（17.34%）明显高于女性人群（8.53%），χ^2 值为 70194.207，$P<0.0001$，差异有统计学意义；18～29 岁组、30～39 岁组、40～49 岁组、50～59 岁组、60～69 岁组、70～79 岁组和≥80 岁组进行男女比较，χ^2 值分别为 18757.295、36347.160、14837.642、7198.377、952.994、36.457 和 7.036，均为 $P<0.05$，差异有统计学意义。男性人群向心性肥胖检出率（11.30%）明显高于女性人群（7.05%），χ^2 值为 7211.380，$P<0.0001$，差异有统计学意义；18～29 岁组、30～39 岁组、40～49 岁组、50～59 岁组、60～69 岁组、70～79 岁组和≥80 岁组进行男女比较，χ^2 值分别为 2179.706、4499.266、2194.595、675.245、14.791、50.281 和 15.534，均为 $P<0.001$，差异有统计学意义。

男性人群腰臀比异常检出率（12.82%）明显高于女性人群（8.89%），χ^2 值为 5322.129，$P<0.0001$，差异有统计学意义；18～29 岁组、30～39 岁组、40～49 岁组、50～59 岁组、60～69 岁组、70～79 岁组和≥80 岁组进行男女比较，χ^2 值分别为 1524.277、3265.944、1326.152、665.150、1.269、79.885 和 38.012，除 60～69 岁组 $P=0.260$，差异无统计学意义外，其余组均为 $P<0.001$，差异有统计学意义。

人群总体超重检出率在 70 岁以前呈上升趋势，肥胖检出率在 60 岁以前呈上升趋势，向心性肥胖检出率在 60 岁以前呈上升趋势，腰臀比异常检出率 60 岁以前随年龄增长一直呈上升趋势。50～59 岁男性超重和肥胖检出率较高，可能与工作压力、生活和饮食习惯等相关，也提示应注重在青壮年及中年人群中开展肥胖的预防控制工作。

2017～2021 年总体人群超重、肥胖、向心性肥胖和腰臀比异常检出趋势见图 4-12～图 4-15。

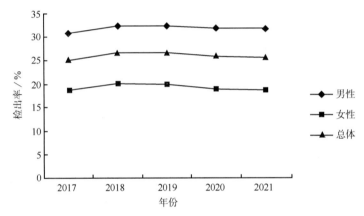

图 4-12　2017～2021 年北京市人群超重检出趋势

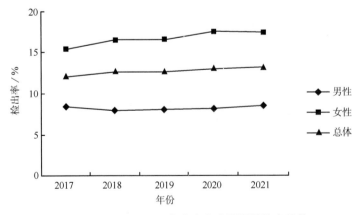

图 4-13　2017～2021 年北京市人群肥胖检出趋势

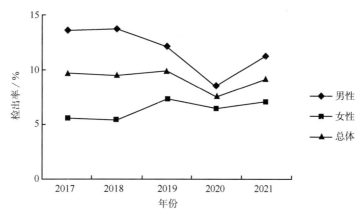

图 4-14　2017～2021 年北京市向心性肥胖检出趋势

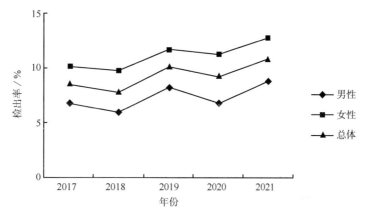

图 4-15　2017～2021 年北京市腰臀比异常检出趋势

4. 健康管理建议

我国是世界上肥胖人口最多的国家之一，肥胖已经成为我国医疗保健系统的一大挑战[4]。单一的干预措施可能导致减重效果不显著，建议采用综合多种干预措施的健康管理方案以增强减重效果[2]，主要包括以下几个方面[4]：

（1）生活方式干预：主要包括减少饮食能量摄入，增加体力活动，也可以通过改善饮食和体力活动固定化行为模式的方式进行干预。间歇性断食最近受到公众的广泛关注，被认为是对减重有益的干预方式[5]。

（2）药物治疗：被认为是生活方式干预后体重减轻不成功个体的第二治疗选择，但我国对使用药物治疗肥胖较为保守，这一建议在我国的指南和共识声明中很少得到承认。

（3）手术治疗：这是对严重肥胖者进行的唯一能够实现短期和长期持续减重的干预措施。

（4）传统中医疗法：作为替代疗法，通过中药和针灸等治疗肥胖。

参 考 文 献

[1] Wiechert M，Holzapfel C. Nutrition concepts for the treatment of obesity in adults. Nutrients，2022，14（1）：169.

[2] Pan X F，Wang L M，Pan A. Epidemiology and determinants of obesity in China. Lancet Diabetes Endocrinol，2021，9（6）：373-392.

[3] Blüher M. Obesity：Global epidemiology and pathogenesis. Nat Rev Endocrinol，2019，15（5）：288-298.

[4] Zeng Q，Li N，Pan X F，et al. Clinical management and treatment of obesity in China. Lancet Diabetes Endocrinol，2021，9（6）：393-405.

[5] Patikorn C，Roubal K，Veettil S K，et al. Intermittent fasting and obesity-related health outcomes：An umbrella review of Meta-analyses of randomized clinical trials. JAMA Network Open，2021，4（12）：e2139558.

（四）脂肪肝

1. 概述

非酒精性脂肪性肝病（non-alcoholic fatty liver disease，NAFLD；以下简称脂肪肝）是一种与胰岛素抵抗和遗传易感性密切相关的代谢应激性肝损伤，疾病谱包括非酒精性肝脂肪变（non-alcoholic hepatic steatosis）、非酒精性脂肪性肝炎（non-alcoholic steatohepatitis，NASH）、肝硬化和肝细胞癌（hepatocellular carcinoma，HCC）[1, 2]。2020 年 3 月，多位国际知名肝病专家联合提出了代谢相关脂肪性肝病（metabolic-associated fatty liver disease，MAFLD）的新概念[3]，用以代替 NAFLD。MAFLD 强调胰岛素抵抗和代谢异常是疾病发生的主要机制，突出了临床上通常所谓"脂肪肝"的基本特征[4]。新名称反映了脂肪肝与营养过剩、久坐不动的生活方式和代谢状况（包括 2 型糖尿病、高血压、血脂异常和肥胖）之间的密切关系，并且不再是一个排他性名称，因而得到了世界范围内大多数专家的认同，中华医学会肝病学分会也发表了立场文件[5]，支持新的命名。

近年来，随着肥胖和代谢综合征（metabolic syndrome，MS）的流行，脂肪肝已成为我国第一大慢性肝病和健康体检肝脏生化指标异常的首要原因。并且，越来越多的乙型肝炎病毒（hepatitis B virus，HBV）慢性感染者合并脂肪肝，严重危害人民生命健康[6]。

2. 脂肪肝检出情况

脂肪肝在男性前十位重大异常指标中排第三位，在女性前十位重大异常指标中排第七位，具体情况见表 4-29～表 4-31、图 4-16。

表 4-29　2021 年北京市各年龄段脂肪肝检出情况

年龄/岁	体检人数/人	脂肪肝人数/人	检出率/%
合计	3 675 678	871 387	23.71
18～29	621 913	90 576	14.56
30～39	1 195 046	252 304	21.11
40～49	777 426	204 594	26.32
50～59	553 061	163 516	29.57
60～69	332 648	103 945	31.25
70～79	138 729	42 790	30.84
≥80	56 855	13 662	24.03

表 4-30　2021 年北京市男性各年龄段脂肪肝检出情况

年龄/岁	体检人数/人	脂肪肝人数/人	检出率/%
合计	1 912 585	587 638	30.72
18～29	305 791	66 268	21.67
30～39	617 494	186 331	30.18
40～49	408 694	143 210	35.04
50～59	313 808	107 090	34.13
60～69	168 241	55 854	33.20
70～79	67 543	21 435	31.74
≥80	31 014	7 450	24.02

表4-31　2021年北京市女性各年龄段脂肪肝检出情况

年龄/岁	体检人数/人	脂肪肝人数/人	检出率/%
合计	1 763 093	283 749	16.09
18～29	316 122	24 308	7.69
30～39	577 552	65 973	11.42
40～49	368 732	61 384	16.65
50～59	239 253	56 426	23.58
60～69	164 407	48 091	29.25
70～79	71 186	21 355	30.00
≥80	25 841	6 212	24.04

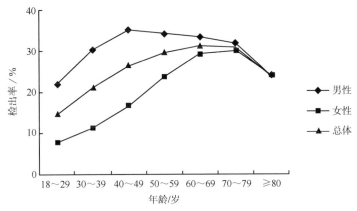

图4-16　2021年北京市各年龄段脂肪肝检出情况

2021年北京市体检共检出脂肪肝871 387例，较上年度增加350 954例。汇总2017～2021年五年北京市体检脂肪肝的检出情况见图4-17。

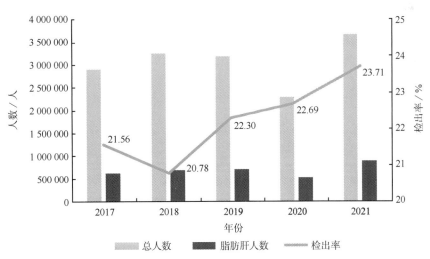

图4-17　2017～2021年北京市脂肪肝检出情况

3. 分析

2017～2021年，北京市脂肪肝检出率总体呈上升趋势。2021年北京市体检人群脂肪肝检出率达23.71%，与2020年相比增加了1.02%。脂肪肝在男性前十位重大异常指标中仍然排第三位，检出率为30.72%，较2020年增加了0.89%。女性脂肪肝检出率为16.09%，较2020年增加了1.29%，在女性前十位重大异常指标中排第七位。我国是世界范围内脂肪肝发病率增长最快的国家。预计到2030年，我国将超越美国成为脂肪肝流行率最高的国家，总患病人数将达到 3.14 亿，累计死亡人数达到 10.38 万[7]。本报告数据显示在 79 岁之前，同一年龄组男性检出率均高于女性，其中男性在 40～49 岁年龄段检出率最高，女性在 70～79 岁年龄段检出率最高，而在 80 岁之后，男性和女性的检出率基本相同。该结果与流行病学调查结果基本一致[8]，即脂肪肝流行率最高的年龄在男性为 40～49 岁，女性为 60～69 岁，此后流行率开始下降。绝经期后女性脂肪肝的发病率增加，进展更快，因此对于该阶段人群需要密切监测脂肪肝进展。

此外，脂肪肝是机体代谢异常的预警信号，患者的糖尿病发病率是无脂肪肝患者的 2 倍，并且冠心病、高血脂、消化道肿瘤、肾功能不全等发病率也显著升高，寿命平均缩短 2～3 年。研究表明，逆转脂肪肝还能够降低代谢相关疾病的发生率，因此应对脂肪肝进行积极干预。

4. 健康管理建议

（1）重度肝脏脂肪变性、转氨酶升高、短期内体重增加过快、合并肥胖及 2 型糖尿病、高血压等代谢性疾病的患者是脂肪肝发展为肝硬化和肝癌的高危人群，建议到医院进一步检查。

（2）减少体重和腰围是治疗脂肪肝及其合并症最为重要的措施，建议通过膳食管理和加强锻炼进行减重[9]。1 年内减重 3%～5% 可以逆转单纯性脂肪肝，减重 7%～10% 能显著降低血清转氨酶水平并改善脂肪性肝炎，减重 10% 以上可能逆转肝纤维化[10]。与体重降低同样重要的是体重维持，至少要维持 1 年以上。建议：

1）控制总热量摄入和调整膳食结构：建议每日总摄入热量减少 500～1000 千卡；调整膳食结构，限制脂肪和碳水化合物摄入，保证蛋白质摄入；限制含糖饮料、糕点和深加工精细食物的摄入，增加全谷类食物、ω-3 脂肪酸及膳食纤维的摄入；一日三餐定时适量，严格控制晚餐的热量和晚餐后进食行为。

2）避免久坐少动，进行中等强度有氧运动，每周 150 分钟，并配合抗阻运动。建议根据患者兴趣并以能够坚持为原则选择体育锻炼方式，以增加骨骼肌质量和防治肌少症。

3）限制饮酒量，并严格避免过量饮酒；多饮咖啡和茶可能有助于脂肪肝患者康复。

4）合并脂肪性肝炎、肝纤维化或者无法控制的体重时，可配合药物治疗或减重手术治疗。

参 考 文 献

[1] Diehl AM，Day C，Longo DL. Cause，pathogenesis，and treatment of nonalcoholic steatohepatitis. N Eng J Med，2017，377（21）：2063-2072.

[2] Rinella ME. Nonalcoholic fatty liver disease：A systematic review. JAMA，2015，313（22）：2263.

[3] Eslam M，Newsome PN，Sarin SK，et al. A new definition for metabolic dysfunction-associated fatty liver disease：An international expert consensus statement. J Hepatol，2020，73（1）：202-209.

[4] Eslam M，Sanyal AJ，George J，et al. MAFLD：A consensus-driven proposed nomenclature for metabolic associated fatty liver disease. Gastroenterology，2020，158（7）：1999-2014.

[5] Nan Y，An J，Bao J，et al. The Chinese Society of Hepatology position statement on the redefinition of fatty liver disease. J Hepatol，2021，75（2）：454-461.

[6] 中华医学会肝病学分会脂肪肝和酒精性肝病学组，中国医师协会脂肪性肝病专家委员会. 非酒精性脂肪性肝病防治指南（2018 年更新版）. 实用肝脏病杂志，2018，21（2）：177-186.

[7] Estes C，Anstee QM，Arias-Loste MT，et al. Modeling NAFLD disease burden in China，France，Germany，Italy，Japan，Spain，United Kingdom，and United States for the period 2016-2030. J Hepatol，2018，69（4）：896-904.

[8] Alqahtani SA，Schattenberg JM. NAFLD in the elderly. Clin Interv Aging，2021，16：1633-1649.

[9] Romero-Gómez M，Zelber-Sagi S，Trenell M. Treatment of NAFLD with diet，physical activity and exercise. J Hepatol，2017，67（4）：829-846.

[10] Zhang HJ，Pan LL，Ma ZM，et al. Long-term effect of exercise on improving fatty liver and cardiovascular risk factors in obese adults：A 1-year follow-up study. Diabetes Obes Metab，2017，19（2）：284-289.

（五）骨量减少和骨质疏松

1. 概述

骨质疏松是以骨量减少、骨的微细结构退化为特征，骨强度降低致使骨的脆性增加以及骨折危险性增加的一种全身性骨骼疾病[1]。双能 X 线吸收检测法（dual energy X-ray absorptiometry，DXA）是临床和科研最常用的骨密度测量方法，可用于骨质疏松的诊断、骨折风险性预测和药物疗效评估，也是流行病学研究常用的骨骼评估方法[2]。根据世界卫生组织（WHO）的诊断标准，测得的骨密度低于同性别骨峰值骨密度均值的 2.5 个标准差（T 值≤–2.5）则诊断为骨质疏松，低于同性别骨峰值的 1~2.5 个标准差（–2.5 ＜ T 值＜–1.0）为低骨量（骨量减少），低于同性别骨峰值不足 1 个标准差（T 值≥–1.0）为正常[3]。

骨量减少是临床骨质疏松发生前的必经阶段，其最严重的危害就是骨折，一旦发生骨折，则需长期治疗。骨质疏松与年龄增加相关[4]，随着人口老龄化的加剧，骨质疏松已成为最常见的骨骼疾病，亦是脆性骨折的高危因素[5]。由于高龄骨折的高致残率、高死亡率和高额的经济负担，其对家庭和社会都有极大的危害。骨质疏松的早期诊断和健康干预具有重要意义，骨密度测定是诊断骨质疏松最常用的方法。

2. 骨量减少/骨质疏松检出情况

2021 年北京市骨密度检测人数 1 030 370 人，其中男性 514 597 人，女性 515 773 人。骨量减少检出 153 993 人，总检出率 14.95%。男性骨量减少检出率（20.64%）高于女性（9.27%），具体见表 4-32~表 4-34。纵观 2021 年各年龄段骨量减少检出情况，男性骨量减少检出率总体高于女性，而女性骨量减少检出率随年龄增长的速度高于男性，在≥80 年龄组中，女性骨量减少检出率开始高于男性，具体见图 4-18。

表 4-32 2021 年北京市各年龄段骨量减少检出情况

年龄/岁	体检人数/人	骨量减少人数/人	检出率/%
合计	1 030 370	153 993	14.95
18~29	133 380	12 580	9.43
30~39	263 978	26 132	9.90
40~49	230 404	27 499	11.94
50~59	196 375	33 620	17.12
60~69	131 161	31 119	23.73
70~79	52 132	15 839	30.38
≥80	22 940	7 204	31.40

表 4-33 2021 年北京市男性各年龄段骨量减少检出情况

年龄/岁	体检人数/人	骨量减少人数/人	检出率/%
合计	514 597	106 193	20.64
18~29	60 927	10 221	16.78
30~39	129 130	20 355	15.76
40~49	112 359	21 505	19.14
50~59	107 573	23 670	22.00
60~69	65 924	18 097	27.45
70~79	25 903	8 408	32.46
≥80	12 781	3 937	30.80

表 4-34 2021 年北京市女性各年龄段骨量减少检出情况

年龄/岁	体检人数/人	骨量减少人数/人	检出率/%
合计	515 773	47 800	9.27
18~29	72 453	2 359	3.26
30~39	134 848	5 777	4.28
40~49	118 045	5 994	5.08
50~59	88 802	9 950	11.20
60~69	65 237	13 022	19.96
70~79	26 229	7 431	28.33
≥80	10 159	3 267	32.16

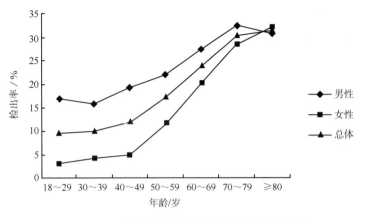

图 4-18　2021 年北京市各年龄段骨量减少检出情况

　　2021 年北京市骨质疏松共检出 125 397 人，总体检出率 12.17%。女性骨质疏松检出率（16.98%）高于男性（7.35%）。具体见表 4-35～表 4-37。从各年龄段骨质疏松检出情况可见，女性骨质疏松检出率始终高于男性，并且随着年龄的增加，女性和男性骨质疏松检出率的差距进一步加大，而在 80 岁以上年龄段中差距开始缩小。具体见图 4-19。

表 4-35　2021 年北京市各年龄段骨质疏松检出情况

年龄/岁	体检人数/人	骨质疏松人数/人	检出率/%
合计	1 030 370	125 397	12.17
18～29	133 380	8 084	6.06
30～39	263 978	22 627	8.57
40～49	230 404	21 470	9.32
50～59	196 375	28 003	14.26
60～69	131 161	27 072	20.64
70～79	52 132	12 876	24.70
≥80	22 940	5 265	22.95

表 4-36　2021 年北京市男性各年龄段骨质疏松检出情况

年龄/岁	体检人数/人	骨质疏松人数/人	检出率/%
合计	514 597	37 800	7.35
18～29	60 927	1 826	3.00
30～39	129 130	4 899	3.79
40～49	112 359	6 919	6.16
50～59	107 573	8 663	8.05
60～69	65 924	8 078	12.25
70～79	25 903	4 710	18.18
≥80	12 781	2 705	21.16

表 4-37　2021 年北京市女性各年龄段骨质疏松检出情况

年龄/岁	体检人数/人	骨质疏松人数/人	检出率/%
合计	515 773	87 597	16.98
18～29	72 453	6 258	8.64
30～39	134 848	17 728	13.15
40～49	118 045	14 551	12.33
50～59	88 802	19 340	21.78
60～69	65 237	18 994	29.12
70～79	26 229	8 166	31.13
≥80	10 159	2 560	25.20

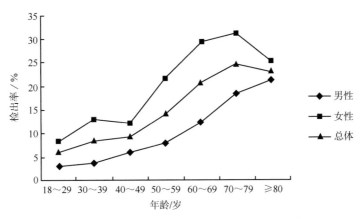

图 4-19　2021 年北京市各年龄段骨质疏松检出情况

3. 分析

应用 SPSS25.0 软件对相关数据进行统计学分析，使用 χ^2 检验，以 $P<0.05$ 为差异有统计学意义。结果如下：2021 年在总人群中，≥80 岁年龄段人群骨量减少检出率最高，为 31.40%；18～29 岁人群检出率最低，为 9.43%，$\chi^2 =8548.208$，$P<0.001$。2021 年在总人群中，70～79 岁人群骨质疏松检出率最高，为 24.70%；18～29 岁人群检出率最低，为 6.06%，$\chi^2 =12991.806$，$P<0.001$。本次统计结果显示，人群中骨量减少和骨质疏松检出率随年龄增长呈上升趋势。在 80 岁以前年龄组中男性骨量减少检出率高于女性，而在 ≥80 岁年龄组中女性骨量减少检出率开始超过男性。在各个年龄组中女性骨质疏松检出率均高于男性。在女性 50 岁前，骨质疏松检出率较低，但略高于男性；50 岁后，女性骨质疏松检出率迅速升高，明显高于同年龄组的男性，在 70～79 年龄段达到最高峰（31.13%）。这主要是因为该年龄段女性正处于绝经期，绝经后会导致机体雌激素水平明显下降，对成骨细胞刺激减弱，破骨细胞活动增加，骨代谢逐渐呈现负平衡状态，从而加快了骨量流失[2,6]。北京市 2017～2021 年骨量减少检出率未发现明显规律，但 2017～2021 年骨质疏松检出率整体呈上升趋势（表 4-38、表 4-39，图 4-20、图 4-21）。

表 4-38　2017～2021 年北京市人群骨量减少检出率　　　　　　　　（单位：%）

年份	总体	男性	女性
2017	12.99	13.82	11.98
2018	15.65	16.59	14.58
2019	15.53	18.85	11.72
2020	11.99	15.72	7.87
2021	14.95	20.64	9.27

表 4-39　2017～2021 年北京市人群骨质疏松检出率　　　　　　　　（单位：%）

年份	总体	男性	女性
2017	8.44	7.23	9.91
2018	9.47	7.50	11.72
2019	11.95	8.04	16.43
2020	9.71	5.92	13.89
2021	12.17	7.35	16.98

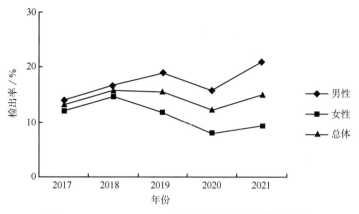

图 4-20　2017～2021 年北京市骨量减少检出趋势

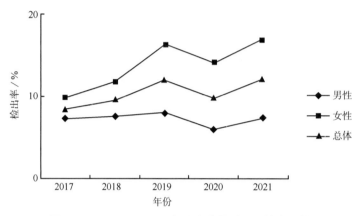

图 4-21　2017～2021 年北京市骨质疏松检出趋势

4. 健康管理建议

骨量减少或骨质疏松在各年龄组人群中均存在，其检出率随年龄增长逐步升高，对于这部分人群的健康管理亟须引起重视，进行多层次管理和防治。建议：

（1）加强宣教。必须强调骨质疏松可防可治，应利用各种渠道宣传普及健康知识，提高人群对骨质疏松的认识，积极引导骨质疏松高危人群定期开展骨质疏松体检筛查，从而早期发现。

（2）健康干预。骨量减少和骨质疏松是可预防的疾病，主要防治方法包括运动疗法、营养疗法和药物疗法[7]。中华医学会骨质疏松和骨矿盐疾病分会制定的《原发性骨质疏松症诊疗指南（2017）》提出，对骨量减少人群进行骨折高风险的早期识别，并进行积极合理的干预，对于延缓骨量丢失及防止骨质疏松和脆性骨折有着重要的意义。

（3）选用准确有效、简单可行的骨折风险评估方法进行风险评估[2]。推荐使用的风险评估方法包括国际骨质疏松基金会（IOF）一分钟测试、亚洲人骨质疏松自我筛查工具（OSTA）及骨折风险评估工具（FRAX）。其中，IOF 一分钟测试简单快速，可用于骨质疏松的初步筛查；OSTA 基于亚洲国家和地区的研究数据制定，适用于我国绝经后妇女；FRAX 是 WHO 推荐的骨折风险预测工具，需结合部分临床危险因素及骨密度共同评估，计算方法相对复杂，适用于具有骨质疏松骨折危险因素、尚未发生过脆性骨折、未接受过抗骨质疏松药物治疗的低骨量人群[2, 8]。

（4）合理膳食，适量锻炼。有研究指出，对于绝经后女性，骨矿物质的增加在很大程度上取决于饮食中钙的充足供应，同时适量的体育活动也能降低骨质流失的速度[9]。

（5）中医中药治疗。中医学文献中无骨质疏松之疾病名，按骨质疏松主要临床表现，中医学中相近的病症有骨痿，见于没有明显的临床表现，或仅感觉腰背酸软无力的骨质疏松患者（"腰背不举，骨枯而髓减"）；骨痹，见于"腰背疼痛，全身骨痛，身重、四肢沉重难举"的患者。根据中医"肾主骨"、"脾主肌肉"及"气血不通则痛"的理论，骨质疏松治疗以补肾益精、健脾益气、活血祛瘀为基本治法，且多以改善症状为主，可按病情选用经临床证明有效的中成药[2]。

（6）康复治疗。针对骨质疏松的康复治疗主要包括运动疗法、物理因子治疗、作业疗法及康复工程等[2]。

参 考 文 献

[1] 孙伟明，刘爽. 雌激素影响绝经后骨质疏松分子机制研究进展. 中国老年学杂志，2017，37（2）：499-502.

[2] 夏维波. 原发性骨质疏松症诊疗指南（2017）. 中国骨质疏松杂志，2019，25（3）：281-309.

[3] 张智海，刘忠厚，李娜，等. 中国人骨质疏松症诊断标准专家共识（第三稿·2014 版）. 中国骨质疏松杂志，2014，20（9）：1007-1010.

[4] Seriolo B，Paolino S，Casabella A，et al. Osteoporosis in the elderly. Aging Clin ExpRes，2013，25（Suppl 1）：S27-S29.

[5] Roux C，Briot K. The crisis of inadequate treatment in osteoporosis. Lancet Rheumatol，2020，2（2）：e110-e119.

[6] 穆华颖. 不同时期绝经妇女低雌激素对心血管疾病高危因素及骨密度状况影响研究. 中国妇幼保健，2014，29（27）：4447-4449.

[7] 郑飞波. 老年人骨质疏松症与肌少症的研究与发展. 中国临床医生杂志，2019，47（2）：144-147.

[8] 吕遐，扶琼. 原发性骨质疏松症的研究进展与最新指南解读. 临床内科杂志，2020，37（5）:319-322.

[9] Borer KT. Physical activity in the prevention and amelioration of osteoporosis in women：Interaction of mechanical，hormonal and dietary factors. Sports Medicine，2005，35(9)：779-830.

（六）子宫肌瘤

1. 概述

子宫肌瘤是子宫平滑肌组织增生而形成的良性肿瘤，是女性最常见的良性肿瘤[1]。研究表明子宫肌瘤因早期症状较少，甚至无症状，因而其临床真实发病率难以准确估计。有研究估计育龄妇女的患病率可达25%[2, 3]，而围绝经初期女性发病率达到 70%[4]。不同地区、不同年龄人群子宫肌瘤的患病率差异很大，国外文献报道，50 岁女性的子宫肌瘤发病率能达到 70%～80%[5]。子宫肌瘤好发于生育年龄，绝经前女性子宫肌瘤的发病风险随年龄增长而增加。绝经后，肌瘤通常会随着子宫的萎缩而逐渐缩小。子宫肌瘤的病因至今仍未明确，可能涉及正常肌层的细胞突变、性激素及局部生长因子间较为复杂的相互作用。目前分子生物学研究认为，子宫肌瘤是由单克隆平滑肌细胞增殖而成，多发性子宫肌瘤是由不同克隆细胞形成的。近期细胞遗传学研究发现，40%～50%的平滑肌瘤与染色体异常有关[6]。高危因素为年龄＞40 岁、初潮年龄小、未生育、晚育、肥胖、多囊卵巢综合征、补充激素治疗及子宫肌瘤家族史等。子宫肌瘤按照生长部位分为子宫体肌瘤（约占90%）和子宫颈肌瘤（仅占 10%）。子宫肌瘤早期无明显症状，多在体检时偶然发现，症状与肌瘤的类型、大小、生长速度和有无变性有关，常见症状为月经改变，肌瘤增大后有时可以触及下腹部包块，增大的肌瘤压迫周围组织可以引起尿频、尿急、尿潴留、便秘等症状。子宫肌瘤的影像学诊断方法主要包括超声、MRI 检查，偶尔会用到 CT 检查[2]。超声检查是诊断子宫肌瘤的常用方法，具有较高的敏感性和特异性。

2. 子宫肌瘤检出情况

2021 年子宫肌瘤在北京市女性体检检出的前十位异常指标中排第八位。2021 年北京市各体检单位共对 1 486 149 名女性进行盆腔超声检查，检出子宫肌瘤230 111 例，检出率为 15.48%。2013～2021 年北京市子宫肌瘤的检出率整体呈波动趋势，2021 年检出率最高。相比 2020 年，2021 年子宫肌瘤的检出率增加了 1.77%（表 4-40）。

表 4-40　2013～2021 年北京市子宫肌瘤检出情况

年份	体检人数/人	子宫肌瘤人数/人	检出率/%
2013	1 129 700	137 498	12.17
2014	1 184 111	147 833	12.48
2015	1 050 019	127 908	12.18
2016	1 044 909	121 813	11.66
2017	1 104 041	132 701	12.02
2018	1 314 031	167 995	12.78
2019	1 238 256	181 816	14.68
2020	902 304	123 760	13.72
2021	1 486 149	230 111	15.48

2021 年北京市各年龄段子宫肌瘤检出情况如表 4-41 和图 4-22 所示。子宫肌瘤检出率随年龄的增长呈

现先升高后下降的趋势，50～59 岁年龄组检出率达到峰值（29.62%）。

表 4-41　2021 年北京市各年龄段子宫肌瘤检出情况

年龄/岁	体检人数/人	子宫肌瘤人数/人	检出率/%
合计	1 486 149	230 111	15.48
18～29	237 263	7 389	3.11
30～39	502 310	44 611	8.88
40～49	324 122	75 359	23.25
50～59	211 382	62 610	29.62
60～69	136 910	29 483	21.53
70～79	55 697	8 502	15.26
≥80	18 465	2 157	11.68

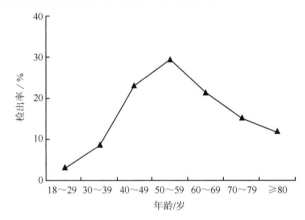

图 4-22　2021 年北京市各年龄段子宫肌瘤检出情况

3. 分析

　　超声检查是子宫肌瘤最常用的检查方法。2021 年北京市进行盆腔超声检查的人数比 2020 年增加 583 845 人，增加 64.71%，检出子宫肌瘤 230 111 例，检出率为 15.48%，比 2020 年多检出 106 351 例，增加 85.93%。2021 年检出率与 2020 年比较，差异有统计学意义（$\chi^2 = 1390.06$，$P < 0.001$）。2021 年全市各年龄段子宫肌瘤检出率随年龄的增长呈现先升高后下降的趋势，50～59 岁年龄组子宫肌瘤检出率最高，2017～2021 年一直处于 23%～29%，其次是 40～49 岁年龄组，检出率为 23.25%；60～69 岁年龄组居第三位，检出率为 21.53%。

4. 健康管理建议

　　子宫肌瘤的确切病因尚未明了，目前已知的子宫肌瘤相关因素包括年龄、种族及遗传因素、生殖因素、激素水平、内分泌干扰物、生活方式及饮食方面等，例如运动和蔬菜水果的摄入是保护性因素，而咖啡因、牛奶、豆奶的摄入及吸烟是子宫肌瘤发生的高危因素[3]。因此，合理膳食、保持良好运动及生活习惯、控制不良情绪、降低环境污染等，对于减少子宫肌瘤的发生和发展具有重要意义。子宫肌瘤的处理包括观察、药物治疗、手术治疗及非手术治疗。子宫肌瘤虽然是一种常见的良性疾病，但由于对患者的影响差异较大，临床上需对患者进行全面、综合的评估，根据肌瘤的分型、大小、症状以及患者的生育需求等选择合适的治疗方式[7]。

　　（1）子宫肌瘤是妇科常见的良性肿瘤，早期无症状，需定期体检才能尽早发现。

　　（2）静待观察：因肌瘤恶变的风险很小，对于无症状的肌瘤可考虑静待观察，3%～7% 的绝经前子宫肌瘤在绝经后半年至 3 年会消退，大部分体积会缩小。

　　（3）药物治疗：多用于暂时改善患者的症状（如贫血）等。适用于围绝经期有症状但不愿意接受手术治疗者。

　　（4）手术治疗：①子宫肌瘤致经量过多，导致继发性贫血；②子宫肌瘤引起腹痛或性交痛、有蒂肌瘤扭转引起的急性腹痛；③肌瘤体积较大，出现膀胱、直肠等压迫症状；④因肌瘤造成不孕或复发性流产；⑤疑有肉瘤变。

　　（5）子宫肌瘤易合并其他妇科疾病，筛查和治疗子宫肌瘤的同时，也需注意其他妇科疾病的治疗。

参 考 文 献

[1] 谢幸，孔北华，段涛. 妇产科学. 9 版. 北京：人民卫生出版社，2018.

[2] 子宫肌瘤的诊治中国专家共识专家组. 子宫肌瘤的诊治中国专家共识. 中华妇产科杂志，2017，52（12）：793-800.

[3] 汪雯雯，王世宣. 子宫肌瘤诊治相关指南解读. 实用妇产科杂志，2022，38（2）：101-103.

[4] Vilos GA，Allaire C，Laberge PY，et al. The management of uterine leiomyomas. J Obstet Gynaecol Can，2015，37（2）：157-178.

[5] 刘丽，许艳瑾，尹伶. 我国子宫肌瘤的流行病学特征. 现代预防医学，2014，41（2）：204-207.

[6] 甄珠，张刘，丹华，等. 子宫肌瘤的发病机制和治疗. 中国药物与临床，2022，22（7）：665-669.

[7] 张慧英，薛凤霞. 子宫肌瘤的分型及临床决策. 中国实用妇科与产科杂志，2019，35（8）：857-860.

（七）血尿酸升高

1. 概述

尿酸是体内嘌呤物质的终极代谢产物，大部分随尿液排出。当体内尿酸生成的速度和经肾脏排出的速度之间的平衡被打破后，将出现高尿酸血症（hyperuricemia，HUA）。随着我国社会经济的发展，高尿酸血症患病率呈逐年上升趋势，2019 年我国高尿酸血症患病率已达 14%[1]。一些经济发达城市和沿海地区的高尿酸血症患病率可达 20% 左右[2]。

改革开放以来，随着经济快速发展，绝大多数地区中国人的生活方式发生了很大的变化，从传统的以碳水化合物和蔬菜为基础的饮食模式，向依赖肉类、乳制品和其他富含嘌呤的食物模式转变。高尿酸血症是高血压、糖尿病、肥胖等常见代谢性疾病的病因疾病，高尿酸血症叠加常见代谢性疾病，能够增加冠心病的发病风险[3,4]。

体检人群开展血尿酸检测，有助于预测当地人群的高尿酸血症流行情况，及时提醒血尿酸升高人群采取有效措施，避免发展为高尿酸血症甚至痛风等相关疾病。

2. 血尿酸升高检出情况

2021 年，北京市进行血尿酸检测总人数为 3 032 756 人，其中男性为 1 588 007 人，女性为 1 444 749 人。总体人群、男性人群及女性人群血尿酸升高检出率分别为 15.71%、21.64% 及 9.19%。具体情况见表 4-42～表 4-44。

男性人群血尿酸升高检出率高于女性，但不同年龄段人群检出率分布特征不同。男性人群血尿酸升高主要见于 20～50 岁人群，50 岁以后血尿酸升高检出率逐步降低。女性人群血尿酸升高检出率随年龄增长逐步升高，50 岁以后检出率明显升高（图 4-23）。

2017～2021 年，无论是男性人群还是女性人群，血尿酸升高检出率均呈上升趋势。男性人群检出率 5 年来均远高于女性人群，但女性人群检出率 5 年来上升幅度（35.95%）高于男性（19.89%）（表 4-45，图 4-24）。

表 4-42 2021 年北京市各年龄段血尿酸升高检出情况

年龄/岁	体检人数/人	血尿酸升高人数/人	检出率/%
合计	3 032 756	476 459	15.71
18～29	496 488	71 883	14.48
30～39	967 186	160 853	16.63
40～49	657 144	102 095	15.54
50～59	472 456	69 123	14.63
60～69	276 468	42 968	15.54
70～79	115 434	19 670	17.04
≥80	47 580	9 867	20.74

表 4-43 2021 年北京市男性各年龄段血尿酸升高检出情况

年龄/岁	体检人数/人	血尿酸升高人数/人	检出率/%
合计	1 588 007	343 662	21.64
18～29	252 161	53 415	21.18
30～39	502 206	124 911	24.87
40～49	343 643	78 735	22.91

续表

年龄/岁	体检人数/人	血尿酸升高人数/人	检出率/%
50 ~ 59	266 894	47 977	17.98
60 ~ 69	141 376	24 048	17.01
70 ~ 79	55 507	9 565	17.23
≥80	26 220	5 011	19.11

表 4-44　2021 年北京市女性各年龄段血尿酸升高检出情况

年龄/岁	体检人数/人	血尿酸升高人数/人	检出率/%
合计	1 444 749	132 797	9.19
18 ~ 29	244 327	18 468	7.56
30 ~ 39	464 980	35 942	7.73
40 ~ 49	313 501	23 360	7.45
50 ~ 59	205 562	21 146	10.29
60 ~ 69	135 092	18 920	14.01
70 ~ 79	59 927	10 105	16.86
≥80	21 360	4 856	22.73

表 4-45　2017~2021 年北京市血尿酸升高检出率　　　　（单位：%）

年份	总体	男性	女性
2017	12.98	18.05	6.76
2018	14.51	20.36	8.00
2019	16.05	22.62	8.40
2020	14.94	21.18	8.11
2021	15.71	21.64	9.19

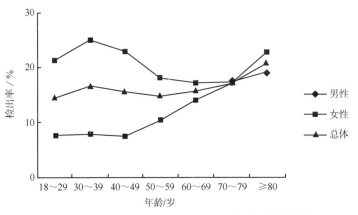

图 4-23　2021 年北京市各年龄段血尿酸升高检出情况

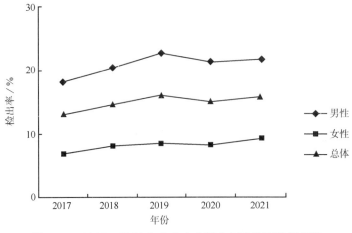

图 4-24　2017~2021 年北京市人群血尿酸升高检出趋势

3. 分析

与 2020 年相比，2021 年人群血尿酸升高总体检出率增加了 0.77%，男性增加了 0.46%，女性增加了 1.08%。血尿酸升高在男性前十位重大异常指标中仍然排在第六位，检出率达 21.64%；血尿酸升高尚未列入女性前十位重大异常指标排名（检出率为 9.19%）。2021 年男性、女性人群血尿酸升高检出率均较上一年度有所上升，虽然 80 岁前女性人群检出率低于男性人群，但女性人群增长率较为明显，需要关注。

不同年龄段人群血尿酸升高检出率不同，并且男性和女性差异较大。男性 18～49 岁人群血尿酸升高检出率高于其他年龄段人群，可能与男性 18 岁后逐步进入社会、社会应酬较多、饮食不规律有关。女性人群血尿酸升高检出率随着年龄增长而逐渐升高。女性 50 岁后，血尿酸升高检出率增长较明显，80 岁以上人群检出率达 22.73%，这可能与女性体内激素水平急剧变化、雌激素水平降低有关。

年龄是高尿酸血症的一个重要影响因素。我国社会人口老龄化趋势严重，自 1999 年起我国人口年龄结构已经完成由成年型向老年型的转变，正式进入人口老龄化社会，并且具有老龄化人口增速明显、规模庞大的特点。老年人口越来越多，成为总体及老年组血尿酸升高检出率呈上升趋势的主要原因之一。

4. 健康管理建议

高尿酸血症是一种慢性疾病，常需要长期给药或反复给药，需要患者与医生共同努力进行长期管理和监测。而过去数十年间，高尿酸血症的防治并未引起足够重视，医疗机构医务人员对高尿酸血症诊治及危害性认识不足，患者及家属也往往将痛风及高尿酸血症视作由单一饮食过度造成的疾病，没有认识到它是由多种因素共同参与的复杂慢性疾病，从而导致许多患者没有得到有效的管理[5]。

为促进高尿酸血症防控，2020 年中华医学会内分泌学分会编写了《中国高尿酸血症与痛风诊疗指南（2019）》，明确了高尿酸血症的诊疗规则[6]。其防治原则主要有以下几点：改变生活方式，定期监测，控制血尿酸水平，预防痛风发作，防止尿酸结晶引起的器官损害。建议：

（1）加强宣传教育，引导公众正确认识高尿酸血症。

（2）树立健康生活观念，改变生活方式，建立良好的饮食习惯。

（3）建立良好的工作习惯，避免加班熬夜。

（4）倡导科学健身，坚持体育锻炼，调节身体代谢功能。

（5）定期体检，监测血尿酸水平。

参 考 文 献

[1] Zhang M，Zhu X，Wu J，et al. Prevalence of hyperuricemia among Chinese adults：Findings from two nationally representative cross-sectional surveys in 2015-16 and 2018-19. Front Immunol，2022，12：791983.

[2] Wu J，Qiu L，Cheng XQ，et al. Hyperuricemia and clustering of cardiovascular risk factors in the Chinese adult population. Sci Rep，2017，7（1）：5456.

[3] Nagao H，Nishizawa H，Tanaka Y，et al. Hypoxanthine secretion from human adipose tissue and its increase in hypoxia. Obesity，2018，26（7）：1168-1178.

[4] Mahbub MH，Yamaguchi N，Takahashi H，et al. Association of plasma free amino acids with hyperuricemia in relation to diabetes mellitus，dyslipidemia，hypertension and metabolic syndrome. Sci Rep，2017，7（1）：17616.

[5] Kuehn BM. Chronic disease approaches needed to curb gout's growing burden. JAMA，2018，319（13）：1307-1309.

[6] 中华医学会内分泌学分会. 中国高尿酸血症与痛风诊疗指南（2019）. 中华内分泌代谢杂志，2020，36（1）：1-13.

（八）甲状腺结节

1. 概述

随着超声及影像学检测方法的应用，甲状腺结节在人群中的检出率显著提高。不同人群检出率为 19%～68%[1]，其中大部分为无症状的良性结节，少数可伴有结节压迫周围组织的症状及甲状腺功能异常，仅有大约 10% 被证实为甲状腺癌[1]。

2. 甲状腺结节检出情况

2021 年北京市体检人群中甲状腺结节检出情况见表 4-46～表 4-48 及图 4-25。2017～2021 年北京市体检人群中甲状腺结节检出情况见图 4-26。

表 4-46　2021 年北京市各年龄段甲状腺结节检出情况

年龄/岁	体检人数/人	甲状腺结节人数/人	检出率/%
合计	2 745 971	807 864	29.42
18～29	395 520	81 063	20.50
30～39	888 775	192 692	21.68
40～49	610 330	177 003	29.00
50～59	448 956	168 306	37.49
60～69	256 813	116 650	45.42
70～79	102 591	51 284	49.99
≥80	42 986	20 866	48.54

表 4-47　2021 年北京市男性各年龄段甲状腺结节检出情况

年龄/岁	体检人数/人	甲状腺结节人数/人	检出率/%
合计	1 427 541	376 893	26.40
18～29	188 626	33 454	17.74
30～39	451 941	82 733	18.31
40～49	319 220	78 443	24.57
50～59	259 255	88 868	34.28
60～69	132 825	56 822	42.78
70～79	51 767	24 729	47.77
≥80	23 907	11 844	49.54

表 4-48　2021 年北京市女性各年龄段甲状腺结节检出情况

年龄/岁	体检人数/人	甲状腺结节人数/人	检出率/%
合计	1 318 430	430 971	32.69
18～29	206 894	47 609	23.01
30～39	436 834	109 959	25.17
40～49	291 110	98 560	33.86
50～59	189 701	79 438	41.88
60～69	123 988	59 828	48.25
70～79	50 824	26 555	52.25
≥80	19 079	9 022	47.29

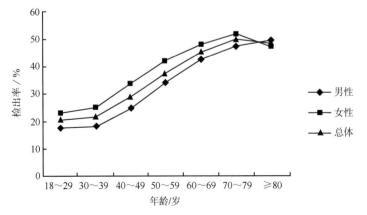

图 4-25　2021 年北京市各年龄段甲状腺结节检出情况

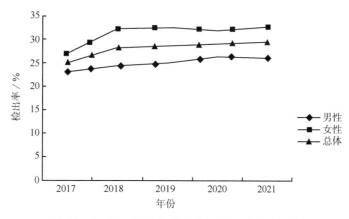

图 4-26 2017～2021 年北京市甲状腺结节检出情况

3. 分析

2021 年北京市体检统计结果显示，总体检人数为 2 745 971，其中男性 1 427 541 人，女性 1 318 430 人，总体人群、男性人群及女性人群甲状腺结节检出率分别为 29.42%、26.40% 及 32.69%。应用 SPSS23.0 软件对相关数据进行统计学分析，使用 χ^2 检验，$P<0.05$ 为差异有统计学意义。结果如下：女性人群检出率（32.69%）高于男性人群（26.40%），χ^2 值为 13045.578，$P<0.001$。在 18～29 岁、30～39 岁、40～49 岁、50～59 岁、60～69 岁、70～79 岁、≥80 岁不同年龄段比较男性、女性检出率，χ^2 值分别为 1685.350、6166.363、6372.630、2697.973、774.965、205.806、21.589，差异均有统计学意义。提示在 18～29 岁、30～39 岁、40～49 岁、50～59 岁、60～69 岁、70～79 岁各年龄段女性甲状腺结节检出率均高于男性。而在 ≥80 岁年龄段男性检出率高于女性，这与往年的体检结论不一致。由于 80 岁以上体检人群在总体人群中所占比例最小，考虑可能与该体检人群数量及类型差异有关，尚需更多的数据支持。此外，从图 4-25 可以看出甲状腺结节检出率随着年龄增长总体呈上升趋势，不同性别检出率的差异在 70 岁以后减小。

图 4-26 为近五年总体人群甲状腺结节检出率趋势图，可以看出总体检出率呈缓慢上升趋势，但主要表现为男性检出率的上升，女性检出率在 2018 年后基本达到平台期。

4. 健康管理建议

对于体检发现的甲状腺结节，目前提倡对每个结节进行系统的超声检查和临床风险因素评估，为后续的治疗策略提供依据。主要依据超声下甲状腺结节的特征和甲状腺功能检测结果来确定其良恶性和引起症状的可能性[2]。对于影像学检查下有恶性征象的甲状腺结节，推荐超声引导下细针穿刺活检（fine needle aspiration，FNA）[1]。近年来随着甲状腺结节检出率的提高，甲状腺癌检出率也急剧增加，但是甲状腺癌相关死亡率却没有显著变化，这是由于甲状腺癌中 95.1% 为甲状腺乳头状癌（papillary thyroid carcinoma，PTC），而在 PTC 中 51.2% 为直径 ≤10mm 的甲状腺乳头状微小癌（papillary thyroid microcarcinoma，PTMC）[3]，大多数 PTMC 患者可能终身不表现出临床症状，故对低危 PTMC 也可以积极监测而非手术切除。尤其对于老年人来说，甲状腺结节为恶性的可能性较低，但恶性结节在组织学上更倾向高危。鉴于老年人高危甲状腺癌的发病率较高、老年人身体功能及认知功能下降以及治疗并发症的风险增加，必须仔细权衡甲状腺结节诊断和治疗的风险及益处。可以定期进行临床监测，从治疗结果和生活质量方面确定最佳策略，避免过度诊断和过度治疗[4]。

目前我国手术治疗决策往往是基于结节的超声表现而非 FNA 结果，可能造成甲状腺结节的过度诊断和过度治疗。为了避免过度诊断和过度治疗，我国发布了《2020 甲状腺结节超声恶性危险分层中国指南：C-TIRADS》。C-TIRADS 通过计数可疑超声恶性特征（实性、微钙化、极低回声、边缘模糊、边缘不规则或甲状腺外侵犯及垂直位等）的个数得到分值，再根据分值将结节分为六类，主要目的是确定哪些结节需要 FNA。其中，一至三类无须 FNA，根据结节分类、大小、位置及患者焦虑程度随访间隔为 6～24 个月；四类及以上则根据结节大小、部位及症状给予不同的处理意见[5]。

参 考 文 献

[1] Durante C，Grani G，Lamartina L，et al. The diagnosis and management of thyroid nodules：A review. JAMA，2018，319（9）：914.

[2] Grani G，Sponziello M，Pecce V，et al. Contemporary thyroid nodule evaluation and management. J Clin Endocrinol Metab，2020，105（9）：2869-2883.

[3] Zhao L，Pang P，Zang L，et al. Features and trends of thyroid cancer in patients with thyroidectomies in Beijing，China between 1994 and 2015：A retrospective study. BMJ Open，2019，9（1）：e023334.

[4]Ospina NS，Papaleontiou M. Thyroid nodule evaluation and management in older adults：A review of practical considerations for clinical endocrinologists. Endocr Pract，2021，27（3）：261-268.

[5]中华医学会超声医学分会浅表器官和血管学组，中国甲状腺与乳腺超声人工智能联盟.2020 甲状腺结节超声恶性危险分层中国指南：C-TIRADS. 中华超声影像学杂志，2021，30（3）：185-200.

（九）颈动脉粥样硬化

1．概述

据《中国心血管健康与疾病报告 2020》报道，我国心血管疾病现患人数约为 3.30 亿，其中脑卒中 1300 万，冠状动脉粥样硬化性心脏病 1100 万，高血压 2.45 亿[1, 2]，平均每 5 例死亡患者中有 2 例是由心血管疾病所致[3]。而以动脉粥样硬化为病理基础的心血管疾病是导致我国人口死亡的最主要原因，其发病率和死亡率仍处于持续上升阶段[1]。对健康人群进行动脉粥样硬化筛查，可预测心脑血管事件，颈动脉内中膜厚度（IMT）每增加 0.1mm，脑卒中的风险增加 13%～18%，心肌梗死的风险增加 10%～15%[4]。2021 年北京市通过颈动脉超声检查发现的颈动脉粥样硬化包括颈动脉 IMT 增厚、颈动脉斑块、颈动脉狭窄。超声检测 IMT≥1.0mm 为颈动脉内中膜增厚；当 IMT≥1.5mm，凸出于血管腔内，或局限性内膜增厚高于周边 IMT 的 50%，为颈动脉粥样硬化斑块形成，颈动脉狭窄程度按照颈动脉血流速度判断[5]。

2．颈动脉内中膜增厚、颈动脉斑块及颈动脉狭窄检出情况

2021 年北京市各年龄段颈动脉内中膜增厚、颈动脉斑块及颈动脉狭窄检出情况详见表 4-49～表 4-51，图 4-27～图 4-29。

表 4-49　2021 年北京市各年龄段颈动脉内中膜增厚、颈动脉斑块及颈动脉狭窄检出情况

年龄/岁	体检人数/人	颈动脉内中膜增厚人数/人	颈动脉斑块人数/人	颈动脉狭窄人数/人	颈动脉内中膜增厚检出率/%	颈动脉斑块检出率/%	颈动脉狭窄检出率/%
合计	1 645 048	141 289	224 861	18 139	8.59	13.67	1.10
18～29	183 006	2 103	935	991	1.15	0.51	0.54
30～39	408 384	8 093	7 109	813	1.98	1.74	0.20
40～49	388 128	20 100	24 955	2 296	5.18	6.43	0.59
50～59	321 547	42 341	61 411	3 817	13.17	19.10	1.19
60～69	213 533	41 352	69 083	4 865	19.37	32.35	2.28
70～79	92 369	19 131	41 067	3 573	20.71	44.46	3.87
≥80	38 081	8 169	20 301	1 784	21.45	53.31	4.68

表 4-50　2021 年北京市男性各年龄段颈动脉内中膜增厚、颈动脉斑块及颈动脉狭窄检出情况

年龄/岁	体检人数/人	颈动脉内中膜增厚人数/人	颈动脉斑块人数/人	颈动脉狭窄人数/人	颈动脉内中膜增厚检出率/%	颈动脉斑块检出率/%	颈动脉狭窄检出率/%
合计	848 786	85 165	138 237	8 395	10.03	16.29	0.99
18～29	86 989	1 321	487	673	1.52	0.56	0.77
30～39	203 875	5 652	4 736	464	2.77	2.32	0.23
40～49	203 588	13 867	17 324	1 312	6.81	8.51	0.64
50～59	177 930	26 473	40 080	1 788	14.88	22.53	1.00

续表

年龄/岁	体检人数/人	颈动脉内中膜增厚人数/人	颈动脉斑块人数/人	颈动脉狭窄人数/人	颈动脉内中膜增厚检出率/%	颈动脉斑块检出率/%	颈动脉狭窄检出率/%
60~69	109 695	22 884	40 839	2 120	20.86	37.23	1.93
70~79	45 608	10 102	22 847	1 240	22.15	50.09	2.72
≥80	21 101	4 866	11 924	798	23.06	56.51	3.78

表 4-51　2021 年北京市女性各年龄段颈动脉内中膜增厚、颈动脉斑块、颈动脉狭窄检出情况

年龄/岁	体检人数/人	颈动脉内中膜增厚人数/人	颈动脉斑块人数/人	颈动脉狭窄人数/人	颈动脉内中膜增厚检出率/%	颈动脉斑块检出率/%	颈动脉狭窄检出率/%
合计	796 262	56 124	86 624	9 744	7.05	10.88	1.22
18~29	96 017	782	448	318	0.81	0.47	0.33
30~39	204 509	2 441	2 373	349	1.19	1.16	0.17
40~49	184 540	6 233	7 631	984	3.38	4.14	0.53
50~59	143 617	15 868	21 331	2 029	11.05	14.85	1.41
60~69	103 838	18 468	28 244	2 745	17.79	27.20	2.64
70~79	46 761	9 029	18 220	2 333	19.31	38.96	4.99
≥80	16 980	3 303	8 377	986	19.45	49.33	5.81

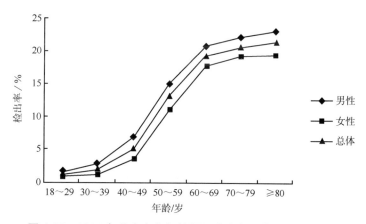

图 4-27　2021 年北京市各年龄段颈动脉内中膜增厚检出情况

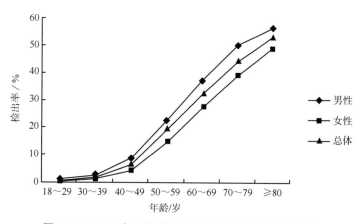

图 4-28　2021 年北京市各年龄段颈动脉斑块检出情况

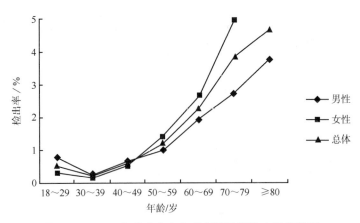

图 4-29 2021 年北京市各年龄段颈动脉狭窄检出情况

3. 分析

应用 SPSS23.0 软件对相关数据进行统计学分析，使用 χ^2 检验，$P<0.05$ 为差异有统计学意义。本次统计结果显示，颈动脉内中膜增厚检出总人数为 141 289 人，其中男性 85 165 人，女性 56 124 人，总体人群、男性人群及女性人群颈动脉内中膜增厚检出率分别为 8.59%、10.03% 及 7.05%，男性人群颈动脉内中膜增厚检出率显著高于女性（χ^2 =14 265.7，$P<0.001$）；总体人群随年龄增长颈动脉内中膜增厚检出率呈上升趋势。

本次统计结果显示，颈动脉斑块检出总人数为 224 861 人，其中男性 138 237 人，女性 86 624 人，总体人群、男性人群及女性人群颈动脉斑块检出率分别为 13.67%、16.29% 及 10.88%，男性人群颈动脉斑块检出率显著高于女性（χ^2 =10 180.8，$P<0.001$）；总体人群随年龄增长颈动脉斑块检出率呈上升趋势。

本次统计结果显示，颈动脉狭窄检出总人数为 18 139 人，其中男性 8395 人，女性 9744 人，总体人群、男性人群及女性人群颈动脉狭窄检出率分别为 1.10%、0.99% 及 1.22%，女性人群颈动脉狭窄检出率显著高于男性（χ^2 =207.46，$P<0.001$）。男性 18～29 岁年龄段颈动脉狭窄检出率（0.77%）显著高于 30～39 岁年龄段（0.23%）（χ^2 =487.28，$P<0.001$）。总体人群 30～80 岁随年龄增长颈动脉狭窄检出率呈上升趋势。

通过对男女各年龄段颈动脉内中膜增厚、颈动脉斑块、颈动脉狭窄检出率进行比较，发现颈动脉内中膜增厚、颈动脉斑块检出率男性显著高于女性，而颈动脉狭窄检出率女性显著高于男性，特别是 50 岁以后女性人群颈动脉狭窄检出率明显高于男性。总体人群各年龄段颈动脉内中膜增厚、颈动脉斑块、颈动脉狭窄检出率随年龄增长均呈上升趋势，特别是 40 岁以后检出率均明显升高。男性 18～29 岁年龄段颈动脉狭窄检出率显著高于 30～39 岁年龄段可能与其他原因引起的颈动脉狭窄有关。

4. 健康管理建议

对于动脉粥样硬化的治疗，首先是改善生活方式，在动脉粥样硬化众多危险因素中膳食营养占据重要地位[6]，对于颈动脉内中膜增厚、颈动脉斑块、颈动脉狭窄者，如为糖尿病、高血压、胆固醇增高患者应及时将血糖、血压、胆固醇控制在合理范围。《动脉粥样硬化中西医防治专家共识（2021 年）》建议[7]：

（1）注重未病先防，调节情感，规律起居，均衡饮食，合理运动。

（2）生活方式干预：合理膳食，遵循食物多样性、谷类为主、粗细搭配的原则。保证每天摄入 300～500g 蔬菜，每天摄入 200～350g 新鲜水果，每周摄入 280～525g 红肉（每天摄入应不少于 75g），成人每天摄入大豆 25g，每周适量摄入坚果 50～70g，限制钠盐摄入（不高于 6g/d），对高胆固醇血症和心血管疾病高危人群，建议每天膳食胆固醇摄入量<300mg。

（3）运动：健康成年人每周进行至少 150 分钟中等强度身体活动能够降低冠心病、脑卒中、高血压病、糖尿病等发生风险。运动要注意方式方法，循序渐进，量力而行。

（4）倡导不吸烟，避免二手烟，限制饮酒。

参 考 文 献

[1] 郭丽花，钟节鸣，方乐，等. 心血管疾病高危人群临床预防性服务和生活方式调整综合干预效果评价. 中华预防医学杂志，2020，54（4）：411-415.
[2] 中国心血管健康与疾病报告编写组，胡盛寿. 中国心血管健康与疾病报告 2020 概要. 中国循环杂志，2021，36（6）：521-545.
[3] 中国心血管健康与疾病报告编写组. 中国心血管健康与疾病报告 2019 概要. 中国循环杂志，2020，35（9）：833-854.
[4] Lorenz MW，Markus HS，Bots ML，et al. Prediction of clinical cardiovascular events with carotid intima-media thickness：A systematic review and meta-analysis. Circulation，2007，115：459-467.
[5] 国家卫生计生委脑卒中防治工程委员会. 中国脑卒中血管超声检查指导规范.中华医学超声杂志：电子版，2015，12（8）：599-610.
[6] 李宝丽.食物摄入与动脉粥样硬化及相关心血管疾病风险的关系研究. 广州：南方医科大学，2021.
[7] 中国医师协会中西医结合分会心血管专业委员会，中华中医药学会心血管病分会，安冬青，等. 动脉粥样硬化中西医防治专家共识（2021年）.中国中西医结合杂志，2022，42（3）：287-293.

（十）空腹血糖升高、糖化血红蛋白升高

1. 概述

空腹血糖升高和（或）糖化血红蛋白（HbA1C）升高见于不同的糖代谢状态人群，包括正常人群（仅出现一过性血糖升高）、空腹血糖受损（IFG）、糖耐量受损（IGT）和糖尿病（2 型糖尿病最常见）人群，需行口服葡萄糖耐量试验（OGTT），或结合症状和糖化血红蛋白水平进一步明确诊断。糖代谢状态分类标准和糖尿病诊断标准[1]见表 4-52、表 4-53。

表 4-52　糖代谢状态分类标准（WHO 1999）

糖代谢状态分类	静脉血浆葡萄糖（mmol/L）	
	空腹血糖	糖负荷后2小时血糖
正常血糖	<6.1	<7.8
空腹血糖受损	≥6.1，<7.0	<7.8
糖耐量受损	<7.0	≥7.8，<11.1
糖尿病	≥7.0	≥11.1

表 4-53　糖尿病诊断标准

诊断标准	静脉血浆葡萄糖或 HbA1c 水平
典型糖尿病症状	
加上随机血糖	≥11.1mmol/L
或加上空腹血糖	≥7.0mmol/L
或加上 OGTT 2 小时血糖	≥11.1mmol/L
或加上 HbA1c	≥6.5%
无糖尿病典型症状者，需改日复查确认	

国际糖尿病联盟（IDF）2021 年发布的《全球糖尿病地图（第 10 版）》指出，糖尿病是 21 世纪进展最快的全球卫生紧急事件，其导致的健康医疗支出也逐年增加。2021 年，全球 20～79 岁的成人中约 10.5%患有糖尿病，患病人数达到 5.37 亿，较 2019 年增加了 7400 万，增幅达 16%。我国是成人糖尿病患者最多的国家，过去 10 余年间（2011～2021 年），我国的糖尿病患者由 9000 万增至 1.4 亿，增幅达 56%，预测到 2045 年，将增至 1.75 亿。2021 年，我国成人中伴有糖耐量受损和空腹血糖受损的糖尿病前期患者分别为 1.7 亿和 2700 万，预测到 2045 年，将分别增至 1.96 亿和 3000 万[2]。糖尿病和糖尿病前期的健康负担给个人、家庭和社会带来了重大挑战。

2. 空腹血糖升高和糖化血红蛋白升高检出情况

（1）2021 年北京市各年龄段空腹血糖升高检出具体情况见表 4-54～表 4-56、图 4-30。

表 4-54　2021 年北京市各年龄段空腹血糖升高检出情况

年龄/岁	体检人数/人	空腹血糖升高人数/人	检出率/%
合计	3 402 159	384 543	11.30
18～29	572 341	17 382	3.04
30～39	1 090 632	55 903	5.13
40～49	720 358	78 660	10.92
50～59	521 085	95 796	18.38
60～69	313 716	80 459	25.65
70～79	132 271	39 576	29.92
≥80	51 756	16 767	32.40

表 4-55　2021 年北京市男性各年龄段空腹血糖升高检出情况

年龄/岁	体检人数/人	空腹血糖升高人数/人	检出率/%
合计	1 774 891	253 052	14.26
18～29	282 324	12 161	4.31
30～39	562 988	39 764	7.06
40～49	376 347	55 523	14.75
50～59	297 296	66 638	22.41
60～69	160 888	47 668	29.63
70～79	65 823	21 499	32.66
≥80	29 225	9 799	33.53

表 4-56　2021 年北京市女性各年龄段空腹血糖升高检出情况

年龄/岁	体检人数/人	空腹血糖升高人数/人	检出率/%
合计	1 627 268	131 491	8.08
18～29	290 017	5 221	1.80
30～39	527 644	16 139	3.06
40～49	344 011	23 137	6.73
50～59	223 789	29 158	13.03
60～69	152 828	32 791	21.46
70～79	66 448	18077	27.20
≥80	22 531	6 968	30.93

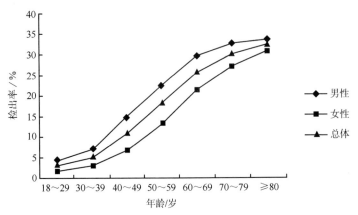

图 4-30　2021 年北京市各年龄段空腹血糖升高检出情况

（2）2021年北京市各年龄段糖化血红蛋白升高检出具体情况见表4-57～表4-59、图4-31。

表 4-57　2021 年北京市各年龄段糖化血红蛋白升高检出情况

年龄/岁	体检人数/人	糖化血红蛋白升高人数/人	检出率/%
合计	1 289 764	122 721	9.51
18～29	167 391	3 684	2.20
30～39	357 559	11 146	3.12
40～49	283 407	18 973	6.69
50～59	242 925	32 546	13.40
60～69	144 479	30 104	20.84
70～79	64 647	17 133	26.50
≥80	29 356	9 135	31.12

表 4-58　2021 年北京市男性各年龄段糖化血红蛋白升高检出情况

年龄/岁	体检人数/人	糖化血红蛋白升高人数/人	检出率/%
合计	702 133	78 357	11.16
18～29	80 646	2 499	3.10
30～39	193 249	7 735	4.00
40～49	155 512	13 447	8.65
50～59	144 115	22 537	15.64
60～69	77 806	17 272	22.20
70～79	33 599	9 449	28.12
≥80	17 206	5 418	31.49

表 4-59　2021 年北京市女性各年龄段糖化血红蛋白升高检出情况

年龄/岁	体检人数/人	糖化血红蛋白升高人数/人	检出率/%
合计	587 631	44 364	7.55
18～29	86 745	1 185	1.37
30～39	164 310	3 411	2.08
40～49	127 895	5 526	4.32
50～59	98 810	10 009	10.13
60～69	66 673	12 832	19.25
70～79	31 048	7 684	24.75
≥80	12 150	3 717	30.59

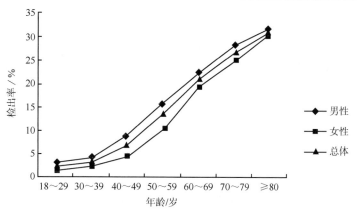

图 4-31　2021 年北京市各年龄段糖化血红蛋白升高检出情况

3. 分析

（1）空腹血糖升高：本次统计结果显示，空腹血糖检测总人数为 3 402 159 人，其中男性 1 774 891 人，女性 1 627 268 人。以空腹血糖≥6.1mmol/L 为血糖升高的诊断标准，总体人群、男性人群及女性人群空腹血糖升高检出率分别为 11.30%、14.26% 及 8.08%，男性人群检出率明显高于女性；总体人群空腹血糖升高检出率随年龄增长而呈上升趋势。

应用 SPSS22.0 软件对相关数据进行统计学分析，使用 χ^2 检验，以 $P<0.05$ 为差异有统计学意义。结果如下：男性人群空腹血糖升高检出率（14.26%）明显高于女性人群（8.08%），χ^2 值为 32 308，$P<0.001$，差异有统计学意义。此外，在 18～29 岁、30～39 岁、40～49 岁、50～59 岁、60～69 岁、70～79 岁和≥80 岁年龄段进行男女比较，χ^2 值分别为 3054、8981、11906、7496、2745、470 和 39，均为 $P<0.001$，差异有统计学意义。

（2）糖化血红蛋白升高：糖化血红蛋白检测总人数为 1 289 764 人，其中男性 702 133 人，女性 587 631 人。总体人群、男性人群及女性人群糖化血红蛋白升高检出率分别为 9.51%、11.16% 及 7.55%，男性人群糖化血红蛋白升高检出率明显高于女性；总体人群糖化血红蛋白升高检出率随年龄增长而呈上升趋势。

应用 SPSS22.0 软件对相关数据进行统计学分析，使用 χ^2 检验，以 $P<0.05$ 为差异有统计学意义。结果如下：男性人群糖化血红蛋白升高检出率（11.16%）明显高于女性人群（7.55%），χ^2 值为 4843，$P<0.001$，差异有统计学意义。此外，在 18～29 岁、30～39 岁、40～49 岁、50～59 岁、60～69 岁和 70～79 岁不同年龄段进行男女比较，χ^2 值分别为 583、1091、2103、1533、190 和 94，均为 $P<0.001$，差异有统计学意义。≥80 岁年龄段男性人群的糖化血红蛋白升高检出率（31.49%）略高于女性人群（30.59%），但差别无统计学意义。

（3）近五年的空腹血糖升高和糖化血红蛋白升高检出率趋势分析：2017～2021 年总体人群的空腹血糖升高检出率分别为 10.22%、9.78%、10.54%、10.91% 和 11.30%；男性人群的检出率分别为 12.59%、11.82%、13.16%、13.79% 和 14.26%；女性人群的检出率分别为 7.41%、7.60%、7.49%、7.79% 和 8.08%。可以看出，除个别年份（2018 年）外，近五年的空腹血糖升高检出率整体呈上升趋势，与国际和国内糖尿病和糖尿病前期发病人数逐渐增加的趋势相符，另一方面说明可能存在糖尿病控制率较低的状况，进一步的评估需要对病史、服药史，以及年龄分层、血糖水平和相应糖化血红蛋白水平分层进行详细分析。

2017～2021 年总体人群的糖化血红蛋白升高检出率分别为 7.39%、9.47%、11.15%、8.54% 和 9.51%；男性人群的检出率分别为 9.29%、11.05%、12.97%、10.21% 和 11.16%；女性人群的检出率分别为 5.07%、7.66%、8.74%、6.49% 和 7.55%。从近五年的糖化血红蛋白升高检出率趋势看出，前三年（2017～2019 年）总体人群、男性和女性人群的检出率均呈上升趋势，而在 2020 年出现明显下降，检出率明显低于 2019 年和 2018 年，而仍高于 2017 年。因糖化血红蛋白反映近 3 个月的血糖控制水平，存在过长的时间延迟（2 年），难以用 2018 年总体人群和男性人群的空腹血糖升高检出率降低来解释。而 2021 年糖化血红蛋白升高检出率出现回升，但仍低于 2019 年。具体原因有待于对各机构糖化血红蛋白检测方法的标准化进行回顾，并结合病史和不同降糖药物引起的血糖波动等因素进行进一步分析。

4. 健康管理建议

如前所述，空腹血糖升高和（或）糖化血红蛋白升高见于不同糖代谢状态的人群，包括正常人群（仅出现一过性血糖升高）、空腹血糖受损人群、糖耐量受损人群和糖尿病人群，应通过 OGTT 等进一步明确诊断，针对不同的人群进行分层分级的健康管理。

（1）空腹血糖和糖化血红蛋白正常或一过性升高的正常人群：应开展健康教育，提高人群对糖尿病防治的知晓度和参与度，倡导合理膳食、控制体重、适量运动、限盐、戒烟、限酒、心理平衡的健康生活方式，提高人群的糖尿病防治意识。同时，预防关口前移，早期筛查出糖尿病高危人群（符合年龄≥40 岁、有糖尿病前期史、超重/肥胖/腹型肥胖、静坐生活方式、一级亲属中有 2 型糖尿病患者、有妊娠期糖尿病史的妇女、高血压和血脂异常等 12 项中的 1 项者），并进行早期临床干预，对降低糖尿病患病率和糖尿病疾病负担有着重要的战略意义[3]。

（2）糖尿病高危人群：对于糖尿病前期（包括空腹血糖受损、糖耐量受损和空腹血糖受损+糖耐量受损）人群，应在健康教育和健康生活方式指导的基础上进行不同程度的干预，干预方法应首选以调整饮食和增加运动为主的生活方式干预。对于那些生活方式干预难以依从但有预防意愿、经济条件允许且经医生判断能够从药物干预中获益的人群，可以考虑药物干预。希望通过生活方式干预和（或）药物干预，预防或延缓该人群发展成为糖尿病，甚或预防糖尿病慢性并发症的发生[4]；在糖尿病前期和其他糖尿病高危人群（如年龄≥40岁、超重/肥胖/腹型肥胖、静坐生活方式、高血压和血脂异常者等）中，宜及早开始进行糖尿病筛查，有助于早期发现糖尿病。

（3）糖尿病人群：糖尿病是一组由多种病因引起的以慢性高血糖为特征的代谢性疾病，是由胰岛素分泌和（或）利用缺陷所引起。长期碳水化合物以及脂肪、蛋白质代谢紊乱可引起多系统损害，导致眼、肾、神经、心脏、血管等组织器官慢性进行性病变、功能减退及衰竭；病情严重或应激时可发生急性严重代谢紊乱[5]。应注意对急慢性并发症的识别、筛查和防治。

糖尿病按病因分为1型糖尿病、2型糖尿病、特殊类型糖尿病和妊娠期糖尿病4种类型。其中，2型糖尿病是临床最常见类型，其治疗应遵循综合管理的原则，包括控制高血糖、高血压、血脂异常、超重肥胖、高凝状态等心血管多重危险因素，在生活方式干预的基础上进行必要的药物治疗，以提高糖尿病患者的生存质量和延长预期寿命。根据患者的年龄、病程、预期寿命、并发症或合并症病情严重程度等确定个体化的控制目标[6]。

老年2型糖尿病患者是糖尿病的主流人群，早预防、早诊断、早治疗、早达标是优化其治疗结局的基本原则；应通过对血糖及胰岛功能水平、并发症及合并症情况、脏器功能和个人生活能力5个方面的综合评估，制订个体化治疗方案；制订个体化血糖控制目标，以使老年2型糖尿病患者获益最大化、风险最小化[7]。

参 考 文 献

[1] 中华医学会糖尿病学分会. 中国2型糖尿病防治指南（2020年版）. 中华糖尿病杂志，2021，13（4）：315-409.

[2] International Diabetes Federation. IDF Diabetes Atlas.10th ed. Brussels，Belgium：International Diabetes Federation，2021.

[3] 中国女医师协会糖尿病专业委员会，《中华健康管理学杂志》编辑委员会，中国健康促进基金会. 糖尿病高危人群筛查及干预专家共识. 中华健康管理学杂志，2022，16（1）：7-14.

[4] 中华医学会内分泌学分会，中华医学会糖尿病学分会，中国医师协会内分泌代谢科医师分会，等. 中国成人糖尿病前期干预的专家共识. 中华内分泌代谢杂志，2020，36（5）：371-380.

[5] 葛均波，徐永健，王辰. 内科学. 9版. 北京：人民卫生出版社，2018.

[6] 中华医学会糖尿病学分会，国家基层糖尿病防治管理办公室. 国家基层糖尿病防治管理指南（2022）. 中华内科杂志，2022，61（3）：249-262.

[7] 中国老年2型糖尿病防治临床指南编写组，中国老年医学学会老年内分泌代谢分会，中国老年保健医学研究会老年内分泌与代谢分会，等. 中国老年2型糖尿病防治临床指南（2022年版）. 中华内科杂志，2022，61（1）：12-50.

（十一）龋齿

1. 概述

口腔健康是全身健康的一部分，是WHO确定的人体健康十大标准之一。龋齿是最常见的口腔疾病，它是在以细菌为主的多重因素影响下，发生在牙体硬组织的一种慢性进行性破坏性疾病[1]，具有患病率高、治疗率低的特点[2]。龋齿危害性很大，特别是病变向牙体深部发展后，可引起牙髓病、根尖周病、颌骨炎症等一系列并发症，影响生活质量甚至全身健康[1]，同时带来沉重的经济负担[3，4]。

2. 龋齿检出情况

龋齿在女性前十位重大异常指标中排第十位，而未列入男性前十位重大异常指标排名。具体情况见表4-60～表4-62、图4-32、图4-33。

表 4-60　2021 年北京市各年龄段龋齿检出情况

年龄/岁	体检人数/人	龋齿人数/人	检出率/%
合计	1 670 867	252 765	15.13
18～29	277 355	45 154	16.28
30～39	541 385	88 528	16.35
40～49	351 710	52 214	14.85
50～59	244 581	32 831	13.42
60～69	164 971	22 422	13.59
70～79	65 390	8 117	12.41
≥80	25 475	3 499	13.74

表 4-61　2021 年北京市男性各年龄段龋齿检出情况

年龄/岁	体检人数/人	龋齿人数/人	检出率/%
合计	841 055	127 048	15.11
18～29	131 327	22 593	17.20
30～39	276 096	46 331	16.78
40～49	178 798	26 019	14.55
50～59	128 538	15 613	12.15
60～69	80 651	10 830	13.43
70～79	32 045	3 776	11.78
≥80	13 600	1 886	13.87

表 4-62　2021 年北京市女性各年龄段龋齿检出情况

年龄/岁	体检人数/人	龋齿人数/人	检出率/%
合计	829 812	125 717	15.15
18～29	146 028	22 561	15.45
30～39	265 289	42 197	15.91
40～49	172 912	26 195	15.15
50～59	116 043	17 218	14.84
60～69	84 320	11 592	13.75
70～79	33 345	4 341	13.02
≥80	11 875	1 613	13.58

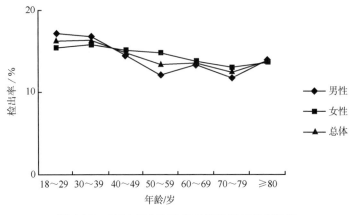

图 4-32　2021 年北京市各年龄段龋齿检出情况

纵观近3年数据,总体人群、男性和女性人群的龋齿检出率均在2020年最低,在2021年有所回升(图4-33)。

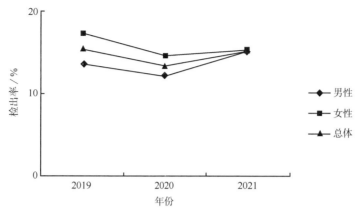

图4-33　近3年北京市龋齿检出情况

3. 分析

本次统计结果显示,2021年北京市进行龋齿检测总人数为1 670 867人,其中男性841 055人,女性829 812人。总体人群、男性及女性人群龋齿检出率分别为15.13%、15.11%及15.15%;50岁以上各年龄段人群龋齿检出率趋于平稳。

应用SPSS24.0软件对相关数据进行统计学分析,使用χ^2检验,以$P<0.05$为差异有统计学意义。虽然男女龋齿检出率在阳性体征排名不同,但综合各年龄段男女总体差异没有显著性。在18～29岁、30～39岁、40～49岁、50～59岁、60～69岁、70～79岁、≥80岁不同年龄段间进行男女比较,χ^2值分别为156.04、75.68、24.80、380.01、3.58、22.93、0.433,其中18～29岁、30～39岁年龄组男性检出率高于女性,而40～49岁、50～59岁、70～79岁年龄组男性检出率低于女性,差异均有统计学意义。这可能与不同年龄段男女饮食习惯差异有关。另外,通过对男性、女性各年龄段间的检出率进行比较,发现18～29岁和30～39岁的检出率高于40岁以上各年龄段,差异有统计学意义。

4. 健康管理建议

龋齿是一种多因素导致的疾病,养成良好的口腔卫生习惯和饮食行为习惯能显著降低患龋风险[2,5,6]。

(1)菌斑控制:菌斑是龋齿的始动因素,也就是说,没有菌斑,龋齿将不会发生。有效刷牙是清除菌斑最基本的方法,建议配合使用含氟牙膏。不过刷牙难以清理牙缝里的菌斑,因此利用牙线或牙间隙刷清洁牙缝也是十分必要的。漱口水虽然有一定的杀菌作用,但使用不当可导致口腔菌群失调,不建议长期使用。

(2)控制糖的摄入:少吃零食,远离含糖饮料,降低摄糖频率,摄糖后白开水漱口,减少糖类在口腔中的残留。

(3)定期口腔检查:至少每年进行一次口腔检查,做到龋齿的早发现、早治疗。对于龋齿易感者,应缩短复查时间,必要时进行专业涂氟来预防龋齿的发生。

参 考 文 献

[1] 周学东. 牙体牙髓病学. 5版. 北京:人民卫生出版社,2020.

[2] 周学东,程磊,郑黎薇. 全生命周期的龋病管理. 中华口腔医学杂志,2018,53(6):367-373.

[3] GDB 2016 Disease and Injury Incidence and Prevalence Collaborators. Global, regional, and national incidence, prevalence, and years lived with disability for 328 diseases and injuries for 195 countries, 1990–2016: A systematic analysis for the Global Burden of Disease Study 2016. Lancet, 2017, 390(10100): 1211-1259.

[4] Cheng ML, Xu MR, Xie YY, et al. Utilisation of oral health services and economic burden of oral diseases in China. Chin J Dent Res, 2018; 21(4): 275-284.

[5] 冯希平. 口腔预防医学. 7版. 北京:人民卫生出版社,2020.

[6] 程磊,周学东. 龋病防治的临床难度评估. 中华口腔医学杂志,2021,56(1):39-44.

（十二）痔疮

1. 概述

痔疮诱因包括进食辛辣刺激食物，便秘时排便不通畅导致的过度用力排便和蹲厕所时间过长[1]。痔疮的发病机制目前并不明确，包括肛垫下移学说和静脉曲张学说。痔疮分为内痔、外痔、混合痔[2]。内痔主要临床表现为出血和脱出，可并发血栓、嵌顿，分为 4 度。Ⅰ度：便时带血、滴血，便后出血可自行停止；无痔脱出。Ⅱ度：常有便血、排便时有痔脱出，便后可自行还纳。Ⅲ度：可有便血，排便或久站及咳嗽、劳累、负重时有痔脱出，需用手还纳。Ⅳ度：可有便血，痔持续脱出或还纳后仍有脱出。外痔主要临床表现为肛门部软组织团块，有肛门不适、潮湿瘙痒或异物感，如发生血栓及炎症可有疼痛。混合痔主要临床表现为内痔和外痔的症状同时存在，严重时表现为环状痔脱出[3]。检查方法如下。①肛门视诊：检查有无内痔脱出，肛门周围有无静脉曲张性外痔、血栓性外痔及皮赘，必要时可行蹲位检查观察脱出内痔的部位、大小和有无出血及痔黏膜有无充血水肿、糜烂和溃疡。②肛管直肠指诊：是重要的检查方法。Ⅰ、Ⅱ度内痔指检时多无异常；对反复脱出的Ⅲ、Ⅳ度内痔，指检有时可触及齿状线上的纤维化痔组织。肛管直肠指诊可以排除肛门直肠肿瘤和其他疾病。③电子乙状结肠镜：可以明确内痔表面黏膜有无出血、水肿、糜烂、乙状结肠及直肠息肉、肿瘤及炎性肠病等。建议术前常规检查乙状结肠镜。④全结肠镜检查：以便血就诊者、有消化道肿瘤家族史或本人有息肉病史的痔疮患者，建议行全结肠镜检查。需与直肠良恶性肿瘤及肛裂等进行鉴别诊断。痔疮的治疗包括保守治疗和手术治疗。

2. 痔疮检出情况

2021 年北京市体检数据显示，总体痔疮检出率为 12.01%，男性痔疮检出率为 9.07%，女性痔疮检出率为 15.17%。具体检出情况见表 4-63 ～ 表 4-65、图 4-34。

表 4-63　2021 年北京市各年龄段痔疮检出情况

年龄/岁	体检人数/人	痔疮检出人数/人	检出率/%
合计	3 610 414	433 767	12.01
18 ~ 29	708 898	52 706	7.43
30 ~ 39	1 165 631	112 506	9.65
40 ~ 49	739 022	96 411	13.05
50 ~ 59	523 423	79 546	15.20
60 ~ 69	299 481	57 307	19.14
70 ~ 79	125 050	25 555	20.44
≥80	48 909	9 736	19.91

表 4-64　2021 年北京市男性各年龄段痔疮检出情况

年龄/岁	体检人数/人	痔疮检出人数/人	检出率/%
合计	1 867 732	169 362	9.07
18 ~ 29	352 996	21 637	6.13
30 ~ 39	600 343	43 728	7.28
40 ~ 49	383 573	37 595	9.80
50 ~ 59	293 611	30 695	10.45
60 ~ 69	149 994	21 459	14.31
70 ~ 79	60 838	10 154	16.69
≥80	26 377	4 094	15.52

表 4-65 2021 年北京市女性各年龄段痔疮检出情况

年龄/岁	体检人数/人	痔疮检出人数/人	检出率/%
合计	1 742 682	264 405	15.17
18~29	355 902	31 069	8.73
30~39	565 288	68 778	12.17
40~49	355 449	58 816	16.55
50~59	229 812	48 851	21.26
60~69	149 487	35 848	23.98
70~79	64 212	15 401	23.98
≥80	22 532	5 642	25.04

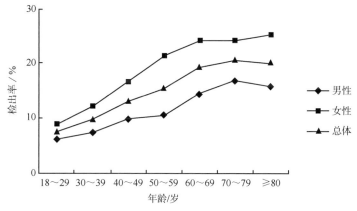

图 4-34 2021 年北京市各年龄段痔疮检出情况

3. 分析

本次统计结果显示，2021 年北京市痔疮总体检人数为 3 610 414 人，其中男性 1 867 732 人，女性 1 742 682 人。总体人群、男性人群及女性人群痔疮检出率分别为 12.01%、9.07% 及 15.17%，女性检出率高于男性。从上述图表可以看出，无论男性还是女性人群，痔疮检出率均随年龄增加而上升。

通过 χ^2 检验对不同性别痔疮检出率进行比较。结果如下：女性人群检出率（15.17%）显著高于男性人群（9.07%），χ^2 值为 31 781，$P<0.01$，差异有统计学意义。此外，在 18~29 岁、30~39 岁、40~49 岁、50~59 岁、60~69 岁、70~79 岁、≥80 岁不同年龄段进行男女比较，χ^2 值分别为 1741、7961、7401、11673、4528、1022、691，各年龄段检出率差异均具有统计学意义（均 $P<0.01$）。结果表明，在全年龄段，女性痔疮检出率均高于男性。

对 2019~2021 年总体人群痔疮检出率进行 CAT 趋势检验，结果无统计学意义（$P>0.05$），提示痔疮检出率无随时间变化趋势。对各年不同性别痔疮检出率进行 χ^2 检验，3 年间女性人群检出率始终高于男性（均 $P<0.05$）。具体检出情况见表 4-66~表 4-68、图 4-35。

表 4-66 2019~2021 年北京市痔疮检出情况

年份	体检人数/人	痔疮检出人数/人	检出率/%
2019	2 996 143	389 595	13.00
2020	2 226 686	273 043	12.26
2021	3 610 414	433 767	12.01

表 4-67 2019~2021 年北京市男性痔疮检出情况

年份	体检人数/人	痔疮检出人数/人	检出率/%
2019	1 612 232	167 020	10.36
2020	1 176 777	104 888	8.91
2021	1 867 732	169 362	9.07

表 4-68　2019～2021 年北京市女性痔疮检出情况

年份	体检人数/人	痔疮检出人数/人	检出率/%
2019	1 383 911	222 575	16.08
2020	1 049 909	168 155	16.02
2021	1 742 682	264 405	15.17

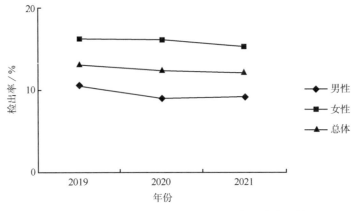

图 4-35　2019～2021 年北京市人群痔疮检出趋势

4. 健康管理建议

（1）保持大便通畅，避免便秘情况发生。

（2）大便时间限制在 5 分钟之内，避免大便期间看手机、吸烟等不良习惯[4]。

（3）避免久坐久站等疲劳姿势。

（4）不要过度清洗肛门，不必使用湿纸巾或者常规用带有冲洗功能的马桶；尽量不用浴液或者肥皂清洗肛门，以免破坏肛门的正常菌群，导致肛门的其他疾病，比如瘙痒等。

（5）如果发现有便血或者有肛门包块伴疼痛，及时做检查，在医生建议下应用药物治疗。

（6）痔疮患者 80%可通过保守治疗治愈，仅 20%需要通过手术治疗[5]，值得强调的是，痔疮如不影响生活质量，无论几度均无须手术。患有精神类疾病的患者，术后因疼痛不适会加重精神疾患，故不建议手术。因便血过多导致贫血者应尽早手术治疗，不建议保守治疗，避免因长期贫血导致机体其他器官产生病理变化。

参 考 文 献

[1] 李淳. 痔疮的病因及治疗. 保健文汇，2020（1）：30-31.

[2] 席琳图雅，于立军，付海琪，等. 痔疮临床治疗的研究进展. 包头医学院学报，2022，（5）：85-87，96.

[3] 徐佳. 根据位置识痔疮. 中医健康养生，2021，7（5）：38-40.

[4] 范小莉，肖蔓. 如何预防痔疮. 家庭医学（下半月），2020（5）：54.

[5] 李梦丽，宋红旗. 痔疮的临床治疗研究进展. 中国民间疗法，2020，28（3）：88-89.

第五章

总　结

　　健康是国之根本、人民幸福之基、社会和谐之源。党的十九大以来，国家始终高度重视人民健康，紧紧围绕健康中国发展战略目标，推进城市健康体系建设。《健康中国行动（2019—2030年）》中提示我国健康政策开始以治病为中心向以健康为中心转变[1]。2021年5月11日，国家统计局公布了第七次全国人口普查数据，标志着此次世界上规模最大的社会调查顺利结束，普查结果显示我国人口增速减缓，人口年龄结构深度老化[2]。人口预期寿命提高和生于20世纪60年代的高峰人群进入老年阶段是造成国家人口老龄化加速的共同原因[3]。人口老龄化加上国民饮食结构不健康、缺乏锻炼、环境污染等问题均造成我国居民健康存在较多待解决问题。2022年10月16日，习近平总书记在党的二十大报告中指出，推进健康中国建设，把保障人民健康放在优先发展的战略位置，实施积极应对人口老龄化国家战略，健全公共卫生体系。开展健康体检的医疗机构作为我国公共卫生体系内的重要一环，对于促进国民健康，减缓医疗压力作用显著。定期进行体格检查是早期发现多种重要疾病的有效措施，是自我保健的重要手段。通过健康体检可以在早期查明身体潜在疾病，从而制定合理的疾病预防策略。在我国促进体格检查普及，对于减轻医疗压力，提高全民健康水平具有重要意义。

　　本报告显示，男性前十位体检异常体征检出率为：血脂异常39.08%，超重31.82%，脂肪肝30.72%，骨量减少/骨质疏松27.98%，甲状腺结节26.40%，血尿酸升高21.64%，幽门螺杆菌阳性18.84%，血压增高17.77%，肥胖17.34%，颈动脉斑块16.29%。其中，血脂异常、超重、脂肪肝连续3年位于体检异常体征检出率前三位，且血脂异常始终位于异常检出率第一位并表现出逐年递增趋势。血脂异常是心血管疾病的重要危险因素，被证实是冠心病、缺血性脑卒中、急性心肌梗死等多种疾病的致病原因[4-6]。一项在2021年开展的Meta分析显示，中国老年人血脂异常总体患病率（47%）与欧美（60.3%）相比较低，但仍高于《中国居民营养与慢性病状况报告（2015年）》中报告的中国成人血脂异常总患病率（40.4%）[7]。超重则反映出中国居民营养过剩、缺乏体育锻炼等因素的影响[8]。脂肪肝是非肝脏损伤导致的肝细胞内脂肪沉积，是世界范围内最常见的肝脏疾病[9]。脂肪肝除了具有发展成肝硬化、肝癌的风险，还可能引起心血管疾病、慢性肾病等[10, 11]。以上3种异常体征检出率高均反映出中国居民饮食结构不合理，生活方式亦有待提高。女性前十位体检异常体征检出率如下：乳腺增生38.42%，甲状腺结节32.69%，血脂异常29.40%，骨量减少/骨质疏松26.25%，超重18.66%，幽门螺杆菌阳性17.85%，脂肪肝16.09%，子宫肌瘤15.48%，痔疮15.17%，龋齿15.15%。与男性体检对象异常体征检出情况不同，女性体检对象由于需要承担生活、家庭与工作的压力，在作息时间紊乱、精神负担增加的作用下，容易产生内分泌失调等一系列症状，从而引发乳腺增生、甲状腺结节、子宫肌瘤等激素代谢相关疾病。由乳腺增生继发的乳腺癌是常见的严重威胁女性健康的恶性肿瘤之一。研究结果表明，健康体检人群的乳腺疾病检出率呈逐年上升趋势，定期对女性人群进行乳腺疾病筛查，有助于提高乳腺癌早期诊断率、生存率并改善生存质量[12]。甲状腺结节是临床上目前常见的内分泌疾病，近年来发病率持续增高，恶性结节比例约为7%~15%，并具有女性发病率高于男性的特征[13-15]。研究发现，甲状腺结节患者的纤维蛋白原（FBG）、甘油三酯（TG）、载脂蛋白AC（APA）水平明显高于非甲状腺结节者，通过对以上指标较高人群定期筛查，有利于早期诊治[16]。与男性体检对象异常体征检出具有相同特点的是，女性体检对象血脂异常、超重、脂肪肝异常检出率同样较高，这反映出我国居民具有较大的慢性病发展隐患，慢性病防控难度仍然很大。

　　2016年，中共中央、国务院印发《"健康中国2030"规划纲要》，要求到2030年，实现全人群、全生命周期的慢性病健康管理，各级医疗单位建立信息共享、互联网通机制，推进慢性病防、治、管整体融合发展。2017年，国务院颁布《中国防治慢性病中长期规划（2017—2025年）》，以慢性病的三级预防为主线，强调防治结合、全程管理，针对一般人群、高危人群、患者三类目标人群提出了针对性的策略措施，同时按照从主体到支持性环境的顺序，针对政策支持、社会支持和技术支持等方面提出了相应的措施要求。2019年，国务院颁布"健康中国行动"，在政府引导下，实现全社会共同参与，落实个人健康责任，并在控烟、运动、精神卫生方面确立了相应的法律法规。国家相关政策的陆续提出为解决中国健康问题提供了良好基础，国家、社会、家庭及个人需共同行动建设健康中国。

参 考 文 献

[1] 健康中国行动推进委员会. 健康中国行动（2019—2030 年）.http：//www.gov.cn/xinwen/2019-07/15/content-5409694. htm[2023-2-20].

[2] 国家统计局. 第七次全国人口普查公报[1]（第一号）——第七次全国人口普查工作基本情况 2021 年 5 月 11 日.中国统计，2021（5）：6-7.

[3] 梁海艳. 中国人口的新特征、新趋势与思考——基于 2020 年第七次全国人口普查公报数据的分析. 曲靖师范学院学报，2021，40（4）：97-103.

[4] Lei L，Zhao N，Zhang L，et al. Gut microbiota is a potential goalkeeper of dyslipidemia. Front Endocrinol（Lausanne），2022，13：950826.

[5] Khanna D，Rehman A. Pathophysiology of obesity//StatPearls [Internet]. Treasure Island（FL）：StatPearls Publishing，2022.PMID：34283442.

[6] Şimşek B，İnan D，Çınar T，et al. Evaluation of low-density lipoprotein cholesterol target attainment rates according to the 2016 and 2019 European Society of Cardiology/European Atherosclerosis Society Dyslipidemia Guidelines for Secondary Prevention in Patients with Acute Myocardial Infarction. Rev Invest Clin，2021，73（3）：371-378.

[7] 陈曾丽，蒋运兰，卢宇彤，等. 中国老年人血脂异常患病率的 Meta 分析. 中国全科医学，2022，25（1）：115-121.

[8] Liu H，Bi C，Lin H，et al. Compared with dietary behavior and physical activity risk，sedentary behavior risk is an important factor in overweight and obesity：Evidence from a study of children and adolescents aged 13-18 years in Xinjiang，China. BMC Pediatr，2022，22（1）：582.

[9] 王天懿，王麟，徐有青. 非酒精性脂肪性肝硬化的临床特征及回顾性分析. 中国临床医生杂志，2020，（9）：1055-1058.

[10] 王连英，张秀英，孔祥双，等. 糖尿病前期与高血压关系及其影响因素分析. 中华健康管理学杂志，2019，（4）：308-313.

[11] 林敬楠，苏东星，肖晨，等. 非酒精性脂肪肝的危险因素 logistic 分析及临床意义. 世界最新医学信息文摘，2019，（A5）：35-36.

[12] 曾婷婷，张还珠. 健康体检人群乳腺疾病筛查结果分析. 广州医科大学学报，2020，48（3）：24-28.

[13] 周建桥，詹维伟. 2020 年中国超声甲状腺影像报告和数据系统（C-TIRADS）指南解读. 诊断学理论与实践，2020，19（4）：350-353.

[14] 袁文利，王玉梅，王勇，等. 甲状腺癌的超声影像学诊断与病理学对照研究. 中华普外科手术学杂志（电子版），2018，12（3）：234-237.

[15] 徐小炮，姜涌斌，刘梅，等. 健康体检人群甲状腺结节患病情况及相关因素分析. 中华保健医学杂志，2018，（3）：210-212.

[16] 吴玉梅，郏中宏，闵贤，等. 体检人群中成年女性甲状腺结节检出情况及影响因素分析. 检验医学与临床，2021，18（4）：459-461，465.

致　谢

　　特别感谢北京市卫生健康委员会医政医管处、北京市卫生健康委员会信息中心对本报告编写工作的指导。

　　特别感谢首都医科大学公共卫生学院郭秀花教授、刘相佟老师团队,首都医科大学宣武医院褚熙主任、于炳新老师,首都医科大学附属北京安贞医院胡荣主任、芦燕玲老师,北京同仁医院陈东宁主任、崔晶老师,北京佑安医院张晶主任、卫小蝶老师,北京市肛肠医院于国志主任,北京口腔医院任雯老师,北京博爱医院亓攀老师,中国人民大学统计学院王瑜教授,以及其他编委会成员为报告编写付出的巨大努力。

附　　录

附录一　指　标　解　释

一、专项体检统计指标解释

1. 专项体检

$$阳性体征检出率 = 阳性体征人数/实际检查人数×100\%$$

2. 高招体检

（1）完全合格、基本合格、不合格：根据《普通高等学校招生体检工作指导意见》，对考生的体检结论分为三种类型："合格""基本合格""不合格"。"合格"是指考生通过体检，身体健康状况完全符合相关文件要求，除对考生有特别要求的个别学校以外，其他院校均可报考，专业选择不受限制；"基本合格"是指通过体检，身体健康状况总体是合格的，但不适宜从事某类专业的学习；"不合格"是指通过体检，发现考生患有某种疾病、传染病或生理缺陷、严重残疾，不能坚持正常学习与生活。

（2）视力不良：根据《全国学生体质健康状况调查研究工作手册》，轻度视力不良，双眼裸眼视力均≤4.9且＞4.8；中度视力不良，双眼裸眼视力均≤4.8 且≥4.6；重度视力不良，双眼裸眼视力均≤4.5。

（3）血压增高：根据《中国高血压防治指南 2010》，收缩压≥140mmHg 和（或）舒张压≥90mmHg。

（4）儿童青少年超重与肥胖的筛查。

$$体重指数（BMI）=体重（kg）/[身高（m）]^2$$

当被检者 BMI 值大于或等于相应年龄、性别组的超重值，而小于相应组段的肥胖值时，判断为超重；当被检者 BMI 值大于或等于相应年龄、性别组的肥胖值时判断为肥胖。儿童青少年 BMI 值超重和肥胖的判定见附表 1-1。

附表 1-1　儿童青少年 BMI 值超重和肥胖的判定　　　　　（单位：kg/m²）

年龄/岁	超重值		肥胖值	
	男	女	男	女
7	17.4	17.2	19.2	18.9
8	18.1	18.1	20.3	19.9
9	18.9	19.0	21.4	21.0
10	19.6	20.0	22.5	22.1
11	20.3	21.1	23.6	23.3
12	21.0	21.9	24.7	24.5
13	21.9	22.6	25.7	25.6
14	22.6	23.0	26.4	26.3
15	23.1	23.4	26.9	26.9
16	23.5	23.7	27.4	27.4
17	23.8	23.8	27.8	27.7
18	24.0	24.0	28.0	28.0

（5）儿童青少年生长迟滞筛查：当被检者身高小于相应年龄、性别组的身高值时，判断为生长迟滞。判定标准见附表1-2。

附表 1-2　WHO 儿童青少年生长迟滞的判定（身高值）　　　　　　（单位：cm）

年龄/岁	身高判定值	
	男	女
6	<108.7	<107.4
7	<113.6	<112.4
8	<118.3	<117.6
9	<122.8	<123.0
10	<127.3	<128.7
11	<132.2	<134.7
12	<137.9	<140.2
13	<144.5	<144.4
14	<150.8	<147.1
15	<155.5	<148.5
16	<158.8	<149.2
17	<160.6	<149.7
18	<161.6	<150.0

（6）儿童青少年消瘦筛查：当被检者 BMI 值小于相应年龄、性别组的 BMI 值时，判断为消瘦。判定标准见附表1-3。

附表 1-3　WHO 儿童青少年消瘦的判定（BMI 值）　　　　　　（单位：kg/m^2）

年龄/岁	BMI 判定值	
	男	女
6	<13.4	<13.1
7	<13.6	<13.2
8	<13.8	<13.4
9	<14.0	<13.7
10	<14.3	<14.1
11	<14.7	<14.6
12	<15.1	<15.2
13	<15.7	<15.8
14	<16.3	<16.3
15	<16.8	<16.7
16	<17.3	<16.9
17	<17.7	<17.1
18	<18.1	<17.2

（7）丙氨酸氨基转移酶升高：ALT＞40U/L。

（8）色觉异常：色觉检查方法为将色盲本置于明亮的自然光线下（但阳光不得直接照射在色盲本上），距离被检者 70cm，让被检者迅速读出色盲本上的数字或图形，每图不得超过 10 秒钟。按色盲本所附的说明，判定是否正确，以及是哪一种色盲或色弱。

3. 中招体检

（1）完全合格、基本合格、不合格：根据《北京市普通高中招生体检标准》《技工学校招生体检标准及执行细则》《普通中等专业学校招生体检标准》等相关文件规定，对考生的体检结论分为三种类型："合格""基本合格""不合格"。"合格"是指考生通过体检，身体健康状况完全符合相关文件要求，除对考生有特别要求的个别学校以外，其他院校均可报考，专业选择不受限制；"基本合格"是指通过体检，考生身体健康状况是合格的，但不适宜从事某类专业的学习；"不合格"是指通过体检，发现考生患有某种疾病、传染病或生理缺陷、严重残疾，不能坚持正常学习与生活。

（2）视力不良：根据《技工学校招生体检标准及执行细则》丙部分的 3、4、5、6 条，以及《普通中等专业学校招生体检标准》第二部分 12、13 条规定，统计指标解释为任何一眼裸眼视力低于 5.0。

（3）身高不足：根据《关于普通中等专业学校招生体检工作的通知》，统计指标解释为男性身高≤160cm（17 岁以上男性身高≤165cm）、女性身高≤150cm（17 岁以上女性身高≤155cm）。

4. 机动车驾驶员体检

机动车驾驶员体检不合格原因：视力、色盲、四肢、听力、躯干、身高根据《公安部关于修改〈机动车驾驶证申领和使用规定〉的决定》（公安部令第 139 号）第十二条（二）部分中关于身体条件的要求。

5. 教师资格认定体检

教师资格认定体检不合格原因如下：

（1）传染病、性病：根据《北京市教师资格认定体格检查标准（试行）》第 3 条。

（2）肌肉骨骼系统：根据《北京市教师资格认定体格检查标准（试行）》第 10、11、12、13、14 条。

（3）眼、耳、鼻、口腔及附属器：根据《北京市教师资格认定体格检查标准（试行）》第 5、6、7、8、9 条。

（4）内分泌疾病：根据《北京市教师资格认定体格检查标准（试行）》第 15 条。

（5）重要脏器手术：主要脏器（心、肺、肝、脾、肾、胃肠等）做过较大手术。

6. 药品从业人员体检

药品从业人员体检不合格原因如下：

（1）传染病：根据《北京市药品从业人员体检标准》第四条。

（2）皮肤病：根据《北京市药品从业人员体检标准》第七条。

二、健康体检统计指标解释

（1）常住人口：是指实际居住在一定区域一定时间（半年以上）的人口。

（2）每 10 万常住人口拥有开展健康体检医疗机构数：为年内开展健康体检医疗机构数/当年常住人口数×100 000×100%。

（3）每 10 万常住人口拥有从事健康体检的卫生技术人员数：为年内从事健康体检的卫生技术人员数/当年常住人口数×100 000×100%。

（4）每千常住人口参加健康体检人次数：为年内健康体检人数/当年常住人口数×1000×100%。

（5）阳性体征检出率：为阳性体征人数/实际检查人数×100%。

（6）超重：根据中华人民共和国卫生行业标准《成人体重判定》（WS/T 428—2013），24kg/m^2≤BMI<28kg/m^2。

（7）肥胖：根据《成人体重判定》标准，BMI≥28kg/m^2。

（8）中心型肥胖：根据《成人体重判定》标准，男性腰围≥90cm，女性腰围≥85cm。

（9）腰臀比（W/H）异常：根据北京医师协会组织编写的《健康体检操作常规》（2012 年版），男性 W/H>0.95，女性 W/H>0.85。

（10）血压增高：根据《中国高血压防治指南 2010》，收缩压≥140mmHg 和（或）舒张压≥90mmHg。

（11）甲状腺肿物：指外科触诊发现的甲状腺区域内的各类占位性病变，尚不确定良恶性。

（12）阴道炎症：具有滴虫、萎缩（老年）性阴道炎、外阴阴道念珠菌（霉菌）病、细菌性阴道病等临床表现。

（13）子宫颈炎症：具有急慢性子宫颈炎的临床表现。

（14）年龄相关性白内障（老年性白内障）：多数为中老年时期开始发生的晶状体混浊，随着年龄增加，患病率明显增高。

（15）视网膜动脉硬化：眼底所见，表现为视网膜动脉弥漫性变细、弯曲度增加、颜色变淡，动脉反光带增宽，血管走形平直，动静脉交叉处可见静脉隐蔽和静脉斜坡现象，视网膜可见渗出和出血。眼底动脉壁增厚、弹性减退、变硬。

（16）糖尿病视网膜病变：糖尿病导致眼底视网膜组织发生的病变。

（17）高血压视网膜病变：伴随有血压持续升高后出现的视网膜动脉收缩、视网膜出血及视网膜神经受损的病理过程。在与视网膜动脉硬化的鉴别诊断中应参考高血压病史或血压测量值。

（18）黄斑病变：发生于黄斑部的各种原发或继发性疾病的总称。

（19）脂肪肝：各种原因引起的肝细胞内脂肪堆积过多的病变。腹部超声检查所见，只统计中重度脂肪肝。

（20）肝脏占位性病变：腹部超声检查所见，指肝脏实性占位性病变，声像图特征倾向于恶性或不明原因的肝脏实性、混合性包块，除外肝血管瘤、肝囊肿、多囊肝等影像可明确定性描述的肿物。

（21）肝硬化：腹部超声检查所见，肝硬化声像图改变，门静脉内径大于 1.3cm，脾静脉内径大于 0.8cm，肠系膜上静脉内径大于 0.7cm，脾脏增大；可出现腹水。

（22）肝囊肿：腹部超声检查所见，肝内分散分布圆形或椭圆形无回声区，一至数个，大小不等。

（23）肝脏弥漫性病变：腹部超声检查所见，除脂肪肝外其他原因引起的累及全肝的弥漫性病变。

（24）胆囊息肉样病变：腹部超声检查所见，胆囊局部增厚或隆起的软组织病变。

（25）胆囊结石：腹部超声检查所见，胆囊内或胆囊壁结石。

（26）胰腺占位性病变：腹部超声检查所见，声像图特征倾向于恶性或不能明确原因的胰腺实性、混合性包块。

（27）肾结石：腹部超声检查所见，发生于肾盏、肾盂及肾盂与输尿管连接部的结石。

（28）肾占位性病变：腹部超声检查所见，指肾实性占位性病变，声像图特征倾向于恶性或不能明确原因的肾脏实性、混合性包块。

（29）肾弥漫性病变：腹部超声检查所见，肾实质厚度增厚或变薄，回声减弱或增强，皮髓分界不清。

（30）甲状腺结节：甲状腺超声检查所见，甲状腺囊性、实性、混合性结节。

（31）甲状腺弥漫性病变：甲状腺超声检查所见，甲状腺大小可无明显改变，实质弥漫性或局限性回声不均匀，呈网格状或结节样改变。

（32）子宫肌瘤：妇科超声检查所见，发生于子宫浆膜下、肌层或内膜的子宫肿瘤。

（33）子宫腺肌病：妇科超声检查所见，子宫弥漫性增大，轮廓清晰，肌层出现边界不清的局限性病灶。

（34）卵巢囊肿：妇科超声检查所见，包括卵泡囊肿、黄体囊肿、黄素囊肿、出血性卵巢囊肿。

（35）附件占位性病变：妇科超声检查所见，发生于卵巢、输卵管、盆腔腹膜，为不明原因、不明性质的实性、混合性包块。

（36）颈动脉斑块：颈动脉超声检测显示，颈动脉 IMT 增厚≥1.5mm，向血管腔内凸出，或局限性内膜增厚高于周边 IMT 的 50%。

（37）乳腺增生：乳腺超声检查所见，乳腺单侧或双侧乳腺结构紊乱，可出现腺管囊状扩张。

（38）乳腺占位性病变：乳腺超声检查所见，指乳腺实性占位性病变，声像图特征倾向于恶性或不能明确原因的乳腺实性、混合性包块。

（39）骨量减少：依各机构使用的 X 线骨密度仪或超声骨密度仪标准范围判定。

（40）骨质疏松：依各机构使用的 X 线骨密度仪或超声骨密度仪标准范围判定。

（41）肺纹理改变：包括肺纹理增粗、增多、紊乱。

（42）肺浸润性改变：肺内片状或斑片状模糊影，多见于浸润性肺结核，少数见于肺炎。

（43）陈旧性肺结核：肺内条索状影、斑点影、钙化灶。

（44）肺结核：包括可疑肺结核和活动性肺结核。

（45）肺占位性改变：肺内出现肿块或结节影。

（46）纵隔占位性病变：纵隔内出现肿块影。

（47）心脏形态改变及心影扩大：心脏形状异常；心脏增大，心胸比大于 0.5。

（48）血脂异常：总胆固醇升高、甘油三酯升高、高密度脂蛋白胆固醇降低和低密度脂蛋白胆固醇升高，符合任意一项即为血脂异常。

（49）空腹血糖升高、糖化血红蛋白升高、血清丙氨酸氨基转移酶升高、γ-谷氨酰转肽酶升高、血肌酐升高、血尿酸升高、游离 T_3 及 T_4 均升高，TSH 降低、血红蛋白降低、粪便隐血阳性：依各机构检验结果判定。

（50）幽门螺杆菌阳性：检查方法不限，以检测结果为准。

（51）宫颈细胞学 TBS（the Bethesda system）描述性诊断：根据子宫颈细胞学报告系统（TBS-2014）诊断标准判定。

（52）未见上皮内病变细胞或恶性细胞：包括病原体和其他非瘤样变发现。

（53）腺癌：包括宫颈管、子宫内膜、子宫以外或不能明确来源。

附录二　机 构 名 单

参见附表 2-1～附表 2-7。

附表 2-1　承担高招体检的医疗机构名单

序号	医疗机构名称	序号	医疗机构名称
1	*北京市体检中心	13	*北京市房山区良乡医院
2	*北京市第六医院	14	*首都医科大学附属北京潞河医院
3	*北京市普仁医院	15	*北京中医医院顺义医院
4	*北京市第二医院	16	*北京市昌平区医院
5	*北京市宣武中医医院	17	*北京市大兴区人民医院
6	*北京市第一中西医结合医院	18	*北京市平谷区医院
7	*北京丰台医院	19	*北京怀柔医院
8	*北京市石景山医院	20	*北京市密云区医院
9	*北京市中关村医院	21	*北京市延庆区医院
10	*北京市中西医结合医院	22	*首钢矿山医院
11	*北京市门头沟区医院	23	*北京燕化医院
12	*北京市房山区第一医院		

附表 2-2　承担中招体检的医疗机构名单

序号	医疗机构名称	序号	医疗机构名称
1	*北京市东城区中小学卫生保健所	10	*北京市顺义区中小学卫生保健所
2	*北京市西城区中小学卫生保健所	11	*北京市昌平区中小学卫生保健所
3	*北京市体检中心	12	*北京市大兴区中小学卫生保健所
4	*北京市丰台区中小学卫生保健所	13	*北京市平谷区中小学卫生保健所
5	*北京市石景山区中小学卫生保健所	14	*北京市怀柔区中小学卫生保健所
6	*北京市海淀区中小学卫生保健所	15	*北京市密云区中小学卫生保健所
7	*北京市门头沟区中小学卫生保健所	16	*北京市延庆区中小学卫生保健所
8	*北京市房山区中小学卫生保健所	17	*首钢矿山医院
9	*北京市通州区中小学卫生保健所	18	*北京市燕山中小学卫生保健所

附表 2-3　承担残疾人机动轮椅车驾驶员体检的医疗机构名单

序号	医疗机构名称	序号	医疗机构名称
1	*北京市体检中心	11	*北京市房山区良乡医院
2	*北京市第六医院	12	*首都医科大学附属北京潞河医院
3	*北京市普仁医院	13	*北京中医医院顺义医院
4	*北京市第二医院	14	*北京市昌平区医院
5	*北京市回民医院	15	*北京市大兴区人民医院
6	*北京市第一中西医结合医院	16	*北京市平谷区医院
7	*北京丰台医院	17	*北京怀柔医院
8	*北京市石景山医院	18	*北京市密云区医院
9	*北京市中关村医院	19	*北京市延庆区医院
10	*北京市门头沟区医院		

附表 2-4　承担教师资格认定体检的医疗机构名单

序号	医疗机构名称	序号	医疗机构名称
1	*北京市体检中心	11	*北京市房山区良乡医院
2	*北京市第六医院	12	*首都医科大学附属北京潞河医院
3	*北京市普仁医院	13	*北京中医医院顺义医院
4	*北京市第二医院	14	*北京市昌平区医院
5	*北京市宣武中医医院	15	*北京市大兴区人民医院
6	*北京市第一中西医结合医院	16	*北京市平谷区医院
7	*北京丰台医院	17	*北京怀柔医院
8	*北京市石景山医院	18	*北京市密云区医院
9	*北京市中关村医院	19	*北京市延庆区医院
10	*北京市门头沟区医院		

附表 2-5　承担药品从业人员体检的医疗机构名单

序号	医疗机构名称	序号	医疗机构名称
1	*北京市体检中心	11	*北京市房山区第一医院
2	*北京市隆福医院	12	*北京市通州区中医医院
3	*北京市普仁医院	13	*北京市顺义区医院
4	*北京市第二医院	14	*北京市昌平区医院
5	*北京市回民医院	15	*北京市大兴区人民医院
6	*北京市垂杨柳医院	16	*北京市平谷区医院
7	*北京丰台医院	17	*北京怀柔医院
8	*北京市石景山医院	18	*北京市密云区医院
9	*北京市中关村医院	19	*北京市延庆区医院
10	*北京市门头沟区医院		

附表 2-6　承担机动车驾驶员体检的医疗机构名单

序号	医疗机构名称	序号	医疗机构名称
1	*北京博爱医院	10	*北京积水潭医院（回龙观院区）
2	北京朝阳急诊抢救中心	11	*北京积水潭医院（新街口院区）
3	北京大学第三医院	12	*北京京煤集团总医院
4	*北京大学第一医院	13	*北京老年医院
5	北京大学首钢医院	14	北京市昌平区南口医院（南院）
6	*北京丰台医院	15	*北京市昌平区南口医院（原北京市昌平区南口铁路医院）
7	*北京航天总医院	16	北京市昌平区沙河医院
8	*北京华信医院	17	*北京市昌平区医院
9	*北京怀柔医院（原北京市怀柔区第一医院）	18	*北京市昌平区中西医结合医院

续表

序号	医疗机构名称	序号	医疗机构名称
19	*北京市昌平区中医医院	67	*北京市西城区广外医院
20	北京市朝阳区双桥医院	68	*北京市西城区平安医院
21	*北京市朝阳区中医医院	69	北京市西城区展览路医院
22	*北京市垂杨柳医院	70	*北京市宣武中医医院
23	北京市大兴区人民医院	71	*北京大学第三医院延庆医院
24	*北京市第二医院	72	*北京市中关村医院
25	*北京市第一中西医结合医院	73	*北京市中西医结合医院
26	*北京市第一中西医结合医院（东坝院区）	74	*北京市中医医院平谷医院
27	*北京市东城区第一人民医院	75	北京首都国际机场医院
28	*北京市房山区第一医院	76	*北京水利医院
29	*北京市房山区良乡医院	77	北京通州区老年病医院
30	*北京市房山区中医医院	78	*北京王府中西医结合医院
31	北京市丰盛中医骨伤专科医院	79	*北京小汤山医院
32	*北京市丰台区南苑医院	80	*北京燕化医院
33	北京市丰台区铁营医院	81	北京中医药大学第三附属医院
34	*北京市丰台中西医结合医院	82	*北京中医药大学东方医院
35	北京市肛肠医院	83	*北京中医药大学东直门医院国际部
36	北京市鼓楼中医医院	84	*北京中医药大学东直门医院东区（原通州中医院）
37	北京市海淀区妇幼保健院	85	北京中医药大学附属护国寺中医医院
38	北京市海淀区精神卫生防治院	86	北京中医医院延庆医院（原延庆区中医医院）
39	*北京市海淀医院	87	*北京市大兴区中西医结合医院（原北京市大兴区红星医院）
40	*北京市和平里医院	88	*航空总医院
41	*北京市化工职业病防治院	89	航天中心医院
42	*北京市怀柔区第二医院	90	*煤炭总医院
43	*北京市怀柔区妇幼保健院	91	*民航总医院
44	*北京市怀柔区中医医院	92	清华大学医院
45	*北京市回民医院	93	*首都医科大学附属北京安贞医院
46	北京市监狱管理局中心医院	94	*首都医科大学附属北京朝阳医院
47	*北京市健宫医院	95	*首都医科大学附属北京地坛医院
48	*北京市隆福医院	96	首都医科大学附属北京地坛医院顺义院区（原潮白河骨伤医院）
49	北京市门头沟区医院	97	首都医科大学附属北京康复医院（工人疗养院）
50	*北京市密云区妇幼保健院	98	*首都医科大学附属北京世纪坛医院
51	*北京市密云区医院	99	*首都医科大学附属北京天坛医院
52	*北京市密云区中医医院	100	*首都医科大学附属北京同仁医院（东区）
53	*北京市平谷区妇幼保健院	101	*首都医科大学附属北京同仁医院（南区）
54	*北京市平谷区医院	102	首都医科大学附属北京友谊医院
55	*北京市普仁医院	103	首都医科大学附属北京中医医院
56	*北京市仁和医院	104	*首都医科大学附属复兴医院
57	*北京市社会福利医院	105	首都医科大学宣武医院
58	*北京市石景山医院	106	延庆区第二医院
59	*北京市顺义区妇幼保健院	107	中国藏学研究中心北京藏医院
60	*北京市顺义区空港医院	108	*中国航天科工集团七三一医院
61	*北京市顺义区医院	109	中国核工业北京四〇一医院
62	*北京市顺义区中医医院	110	*中国医学科学院北京协和医院
63	*北京市体检中心	111	*中国中医科学院广安门医院南区（原大兴中医院）
64	北京市通州区妇幼保健院	112	中国中医科学院望京医院
65	*北京市通州区潞河医院	113	*中国中医科学院西苑医院
66	*北京市通州区中西医结合医院	114	中国中医科学院眼科医院

附表 2-7　2021 年北京市卫生健康委准予开展健康体检服务的医疗机构名单

序号	所在区	医疗机构名称
1	东城区	*北京国际旅行卫生保健中心
2	东城区	*北京航星机器制造有限公司北京东城航星医院
3	东城区	*北京恒河中西医结合医院
4	东城区	*北京华兆益生门诊部
5	东城区	*北京乐健东外门诊部
6	东城区	*北京市和平里医院
7	东城区	*北京市普仁医院
8	东城区	*北京松乔门诊部
9	东城区	*北京耀东门诊部
10	东城区	慈铭健康体检管理集团有限公司北京雍和宫门诊部
11	东城区	*首都医科大学附属北京天坛医院
12	西城区	*北京爱康卓悦阜外门诊部
13	西城区	*北京核工业医院
14	西城区	*北京市健宫医院
15	西城区	*北京市西城区广外医院
16	西城区	*北京市宣武中医医院
17	西城区	*北京天健阳光健康科技有限公司安华桥门诊部
18	西城区	*北京卫生技术发展服务中心门诊部
19	西城区	*北京星宜诊所
20	西城区	*北京银建门诊部有限公司
21	西城区	*慈铭健康体检管理集团有限公司北京西直门门诊部
22	朝阳区	*北京爱康国宾建外门诊部
23	朝阳区	*北京爱康国宾酒仙桥门诊部
24	朝阳区	*北京爱康国宾丽都诊所
25	朝阳区	*北京爱康国宾亚运门诊部
26	朝阳区	*北京爱康君安门诊部
27	朝阳区	*北京和睦家建国门诊所
28	朝阳区	*北京美年佳境门诊部
29	朝阳区	*北京善方医院
30	朝阳区	*北京市朝阳区中医医院
31	朝阳区	*北京市垂杨柳医院
32	朝阳区	*北京市第一中西医结合医院
33	朝阳区	*北京优联美汇门诊部
34	朝阳区	*慈铭健康体检管理集团北京慈铭慈云寺门诊部
35	朝阳区	*慈铭健康体检管理集团有限公司北京大北窑门诊部
36	朝阳区	*慈铭健康体检管理集团有限公司北京亮马桥医院
37	朝阳区	*慈铭健康体检管理集团有限公司北京潘家园门诊部
38	朝阳区	*慈铭健康体检管理集团有限公司北京望京门诊部
39	朝阳区	*慈铭健康体检管理集团有限公司北京亚运村门诊部
40	朝阳区	*应急管理部应急总医院
41	朝阳区	*民航总医院
42	海淀区	*北京诚志东升门诊部
43	海淀区	*北京诚志门诊部
44	海淀区	*北京慈铭奥亚上地辉煌门诊部
45	海淀区	*北京大学第三医院

续表

序号	所在区	医疗机构名称
46	海淀区	*北京大学医院
47	海淀区	*北京汉琨中医医院
48	海淀区	*北京嘉仁门诊部
49	海淀区	*北京市海淀区民众安康门诊部
50	海淀区	*北京市社会福利医院
51	海淀区	*北京市中关村医院（中国科学院中关村医院）
52	海淀区	*北京市中西医结合医院
53	海淀区	*北京水利医院
54	海淀区	*北京四季青医院
55	海淀区	*北京铁路局中心卫生防疫站会城门门诊部
56	海淀区	*北京裕和中西医结合康复医院
57	海淀区	*慈铭健康体检管理集团北京慈铭学院路门诊部
58	海淀区	*慈铭健康体检管理集团北京慈铭上地门诊部
59	海淀区	*慈铭健康体检管理集团有限公司北京公主坟门诊部
60	海淀区	*慈铭健康体检管理集团有限公司北京世纪城门诊部
61	海淀区	*慈铭健康体检管理集团有限公司北京知春路门诊部
62	海淀区	*清华大学医院
63	海淀区	*首都医科大学附属北京世纪坛医院
64	海淀区	*中国人民大学社区卫生服务中心
65	海淀区	*中国铁道建筑总公司北京铁建医院
66	丰台区	*北京爱康国宾总部基地门诊部
67	丰台区	*北京丰台银龄中医医院
68	丰台区	*北京航天总医院
69	丰台区	*北京九华医院投资管理有限公司开阳桥门诊部
70	丰台区	*北京市丰台中西医结合医院
71	丰台区	*慈铭健康体检管理集团有限公司北京洋桥门诊部
72	丰台区	*北京市丰台区南苑医院
73	丰台区	*中国航天科工集团七三一医院
74	石景山区	*北京大学首钢医院
75	石景山区	*北京首钢特殊钢有限公司泰康医院
76	石景山区	*清华大学玉泉医院
77	石景山区	*首钢集团有限公司矿山医院
78	门头沟区	*北京市门头沟区医院
79	房山区	*北京北亚骨科医院
80	房山区	*北京市房山区第一医院
81	房山区	*北京市房山区良乡医院
82	通州区	*北京市通州区新华医院
83	通州区	*北京松乔次渠综合门诊部
84	通州区	*北京中医药大学东直门医院通州院区
85	通州区	*中国建筑第二工程局职工医院通州门诊部
86	顺义区	*北京爱康国宾顺平门诊部
87	顺义区	*北京市顺义区妇幼保健院
88	顺义区	*北京市顺义区医院
89	大兴区	*北京博济门诊部
90	大兴区	*北京市大兴区中西医结合医院

续表

序号	所在区	医疗机构名称
91	大兴区	*北京市大兴区黄村镇社区卫生服务中心
92	大兴区	*北京市大兴区旧宫镇社区卫生服务中心
93	大兴区	*北京市大兴区人民医院
94	大兴区	*北京市大兴区亦庄镇社区卫生服务中心
95	大兴区	*北京市大兴区瀛海镇社区卫生服务中心
96	大兴区	*北京市仁和医院
97	大兴区	*中国中医科学院广安门医院南区
98	昌平区	*北京九华医院
99	昌平区	*北京龙山中医医院
100	昌平区	*北京市昌平区医院
101	昌平区	*北京市昌平区中医医院
102	昌平区	*北京王府中西医结合医院
103	昌平区	*北京泰康燕园康复医院
104	怀柔区	*北京怀柔医院
105	怀柔区	*北京康益德中西医结合肺科医院
106	怀柔区	*北京市怀柔区妇幼保健院
107	怀柔区	*北京市怀柔区中医医院
108	平谷区	*北京国康综合门诊有限责任公司健康体检中心
109	平谷区	*北京市平谷区妇幼保健院
110	平谷区	*北京市平谷区医院
111	平谷区	*北京市平谷区中医医院
1!2	密云区	*北京市密云区妇幼保健院
113	密云区	*北京市密云区医院
114	密云区	*北京市密云区中医医院
115	延庆区	*北京中医医院延庆医院
116	延庆区	*北京市延庆区医院
117	丰台区	*慈铭健康体检管理集团有限公司北京丽泽门诊部
118	海淀区	*北京爱康国宾万之寿门诊部
119	密云区	*北京密云世济医院
120	朝阳区	*北京帕森诊所
121	朝阳区	*北京维特奥医院
122	朝阳区	*北京市朝阳区六里屯社区卫生服务中心
123	西城区	*北京微医全科诊所
124	朝阳区	*北京佳龙诊所有限公司
125	东城区	*北京博惠门诊部
126	西城区	*北京爱康国宾西内门诊部
127	海淀区	*北京爱康国宾中关门诊部
128	门头沟区	*北京京煤集团总医院
129	通州区	*北京市通州区妇幼保健院
130	石景山区	*北京佳景爱小心门诊部
131	西城区	*慈铭健康体检管理集团有限公司北京广安门诊部
132	海淀区	*北京美年美福门诊部
133	朝阳区	*北京爱康君安诊所
134	通州区	*北京京通医院
135	西城区	*北京美年美康门诊部

序号	所在区	医疗机构名称
136	朝阳区	*北京美年门诊部
137	海淀区	*北京市海淀医院
138	朝阳区	*北京朝阳中西医结合急诊抢救中心
139	大兴区	*北京市大兴区西红门镇社区卫生服务中心
140	顺义区	*北京京顺医院
141	海淀区	*北京瀚思维康中科门诊部
142	海淀区	*北京美年绿生源门诊部
143	昌平区	*北京北大医疗康复医院
144	朝阳区	*北京和睦家医院
145	西城区	*北京市回民医院
146	朝阳区	*北京爱康国宾阳光京朝门诊部
147	东城区	*北京市第六医院
148	西城区	*北京爱康国宾白云医院
149	西城区	*北京大学第一医院
150	朝阳区	*北京华信医院
151	朝阳区	*北京惠兰医院
152	朝阳区	*北京市朝阳区呼家楼第二社区卫生服务中心
153	海淀区	*北京爱康国宾西三旗门诊部
154	海淀区	*北京京北医院
155	丰台区	*北京时珍堂中西医结合医院
156	房山区	*北京市房山区中医医院
157	朝阳区	*北京五洲妇儿医院
158	房山区	*北京仁德医院
159	通州区	*北京瑞福康医药有限公司慈航门诊部
160	通州区	*北京市通州区马驹桥镇马驹桥社区卫生服务中心
161	通州区	*首都医科大学附属北京潞河医院
162	顺义区	*北京市顺义区中医医院
163	大兴区	*北京市大兴区青云店镇中心卫生院
164	延庆区	*北京国康综合门诊部
165	海淀区	*中国气象局医院
166	西城区	*北京市第二医院
167	海淀区	*北京市化工职业病防治院
168	东城区	*北京市隆福医院
169	东城区	*首都医科大学附属北京同仁医院（东院区）
170	西城区	*首都医科大学宣武医院
171	朝阳区	*北京市朝阳区双桥医院
172	朝阳区	*首都医科大学附属北京朝阳医院
173	大兴区	*首都医科大学附属北京同仁医院（南院区）
174	石景山区	*首都医科大学附属北京朝阳医院（西院区）
175	朝阳区	*北京市体检中心
176	海淀区	*北京市体检中心航天桥门诊部
177	丰台区	*北京市体检中心丰台体检部
178	东城区	*北京中医药大学东直门医院
179	丰台区	*北京新华卓越康复医院
180	通州区	*北京市通州区中西医结合医院

续表

序号	所在区	医疗机构名称
181	密云区	*北京市密云区博众医院
182	延庆区	*北京儒林医院
183	朝阳区	*北京伸远泰和诊所
184	朝阳区	*航空总医院
185	朝阳区	*北京美年美灿门诊部
186	西城区	*北京怡健殿诊所
187	朝阳区	*北京怡健殿望京诊所
188	海淀区	*北京怡健殿方圆门诊部
189	昌平区	*北京大学国际医院
190	西城区	中国医学科学院北京协和医院（西院区）
191	东城区	中国医学科学院北京协和医院（东院区）
192	朝阳区	北京尚医邦康门诊部
193	朝阳区	*北京万和颈椎病医院
194	朝阳区	中日友好医院
195	海淀区	△兵器工业北京北方医院
196	海淀区	航天中心医院
197	丰台区	北京丰台医院
198	丰台区	北京圣慈靖佳综合门诊部
199	房山区	北京燕化医院
200	昌平区	*北京积水潭医院（回龙观院区）
201	昌平区	*北京市昌平区妇幼保健院
202	昌平区	北京市昌平区南口医院
203	密云区	北京市密云区兴云医院
204	西城区	首都医科大学附属复兴医院
205	东城区	首都医科大学附属北京中医医院
206	东城区	北京医院
207	西城区	北京大学人民医院
208	西城区	首都医科大学附属北京友谊医院（干部保健体检部）
209	西城区	首都医科大学附属北京友谊医院（门诊体检部）
210	朝阳区	首都医科大学附属北京安贞医院
211	丰台区	国家电网公司北京电力医院
212	石景山区	北京市石景山医院
213	昌平区	北京清华长庚医院
214	昌平区	北京市昌平区中西医结合医院
215	东城区	北京美兆健康体检中心
216	朝阳区	北京润美门诊部
217	房山区	中国核工业北京四〇一医院
218	海淀区	中国中医科学院西苑医院
219	石景山区	首都医科大学附属北京康复医院
220	朝阳区	北京首都国际机场医院
221	通州区	北京市通州区老年病医院
222	海淀区	北京市上地医院
223	丰台区	北京丰台金都满泰门诊部
224	西城区	北京市肛肠医院
225	西城区	北京市监狱管理局中心医院
226	西城区	北京市西城区展览路医院

续表

序号	所在区	医疗机构名称
227	海淀区	北京国际旅行卫生保健中心海淀门诊部
228	西城区	北京华兆轩午门诊部
229	海淀区	北京爱康国宾白石门诊部
230	延庆区	北京市延庆区妇幼保健院
231	西城区	△北京美年门诊部有限责任公司美欣门诊部
232	丰台区	△北京国济中医医院
233	西城区	△北京爱康国宾门诊部
234	西城区	△北京北海医院
235	西城区	△北京慈铭奥亚西单门诊部
236	西城区	△北京爱康卓悦京西门诊部
237	朝阳区	△北京二十一世纪医院
238	朝阳区	△北京基恩医院
239	朝阳区	△北京民众体检门诊部
240	朝阳区	△北京优合诊所
241	朝阳区	△北京至微金诺医院
242	昌平区	△北京小汤山医院
243	朝阳区	△北京玛丽妇儿医院
244	海淀区	△北京市羊坊店医院
245	海淀区	△北京千福门诊部
246	东城区	△北京泰禾健康咨询有限公司祈年大街综合门诊部
247	西城区	△北京市监狱管理局清河分局医院
248	西城区	△中国石油天然气集团公司机关服务中心门诊部
249	朝阳区	△北京精诚博爱康复医院
250	朝阳区	△北京九华医院投资管理有限公司华商门诊部
251	海淀区	北京爱康国宾阳光京春门诊部
252	房山区	△北京市房山区妇幼保健院
253	昌平区	△北京侯丽萍风湿病中医医院
254	海淀区	△北京老年医院
255	朝阳区	△北京美年美佳门诊部
256	朝阳区	△北京瑞慈瑞泰综合门诊部
257	朝阳区	△慈铭健康体检管理集团有限公司北京奥亚医院
258	朝阳区	△北京庇利积臣门诊部
259	海淀区	△北京怡德医院
260	大兴区	北京亦城门诊部
261	门头沟区	国家卫生健康委职业安全卫生研究中心石龙医院
262	朝阳区	北京迦华诊所
263	海淀区	北京中康时代康复医院
264	海淀区	北京市海淀区四季青镇北坞嘉园社区卫生服务站
265	丰台区	北京银建方庄门诊部
266	海淀区	北京上地信息路医院
267	海淀区	北京光合佳年国际门诊部
268	昌平区	北京市昌平区天通苑中医医院
269	石景山区	北京京诚门诊部
270	顺义区	北京康圣德门诊部

注：附录中标有*的医疗机构为上报了体检数据的医疗机构，标有△的医疗机构为 2021 年停业的医疗机构。